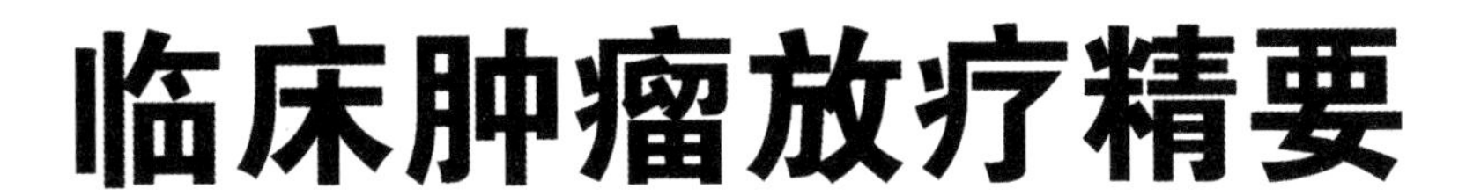

临床肿瘤放疗精要

邓军吉　郝永杰　昝海英◎主编

四川科学技术出版社

图书在版编目（CIP）数据

临床肿瘤放疗精要 / 邓军吉，郝永杰，昝海英主编
.— 成都：四川科学技术出版社，2022.12
ISBN 978-7-5727-0823-7

Ⅰ.①临… Ⅱ.①邓… ②郝… ③昝… Ⅲ.①肿瘤－放射疗法 Ⅳ.①R730.55

中国版本图书馆 CIP 数据核字（2022）第 250948 号

临床肿瘤放疗精要
LINCHUANG ZHONGLIU FANGLIAO JINGYAO

主　　编　邓军吉　郝永杰　昝海英
出 品 人　程佳月
责任编辑　仲　谋
助理编辑　刘倩枝
封面设计　星辰创意
责任出版　欧晓春
出版发行　四川科学技术出版社
　　　　　成都市锦江区三色路 238 号　邮政编码　610023
　　　　　官方微博　http://weibo.com/sckjcbs
　　　　　官方微信公众号　sckjcbs
　　　　　传真　028-86361756
成品尺寸　185 mm × 260 mm
印　　张　8.25
字　　数　165 千
印　　刷　天津市天玺印务有限公司
版　　次　2022 年 12 月第 1 版
印　　次　2023 年 3 月第 1 次印刷
定　　价　60.00 元

ISBN 978-7-5727-0823-7

邮　　购：成都市锦江区三色路 238 号新华之星 A 座 25 层　邮政编码：610023
电　　话：028-86361770

PREFACE
前　言

我国恶性肿瘤的发病率呈逐年上升趋势，恶性肿瘤已成为第一大致死性疾病，严重危害了人民的健康。放射治疗（简称放疗）是治疗恶性肿瘤的重要手段之一。近年来，我国的放疗技术和设备不断进步，临床已广泛使用立体定向放疗、三维适形放疗（3D-CRT）、调强放疗（IMRT）等精准放疗技术。我国的放疗事业已全面进入精准放疗时代，为了与快速发展的放疗技术设备相适应，当今国家要求我们的放疗科医生能够对放疗靶区进行更为精确的勾画。临床上，中晚期肿瘤局部外科手术的发展趋势是行保留功能的小手术加放疗或化学药物治疗（简称化疗）的综合治疗，而放疗是恶性肿瘤的主要治疗手段之一。肿瘤放疗学是研究与放疗有关的肿瘤临床、核物理基础、照射区的放射剂量分布、放射生物学以及放疗方法学的一门学科，它还涉及解剖学、病理学、影像学以及其他的临床医学分支，是一门涉及广泛知识面的交叉学科。

随着基础医学尤其是免疫学及分子生物学研究的深入，新知识、新技术层出不穷，医学诊疗技术不断提高，医学知识的更新周期明显缩短，临床医生必须不断地学习、补充新的医学知识才能跟上医学发展的步伐。同时，我国医疗制度的改革，以及《中华人民共和国医师法》的出台，客观上对临床医生的要求越来越高。为了适应新时期对临床医学的更高要求，需要提高广大临床医生的技术水平，为放疗技术的进步提供源源不断的推动力。

本书内容简明扼要，易学易懂，与临床结合紧密。本书对肿瘤放疗进行了概述，对头颈部肿瘤、消化系统肿瘤、泌尿系统肿瘤以及生殖系统肿瘤的病因、流行病学、诊断、治疗原则进行了分章论述，并着重论述了这些常见肿瘤的放疗。本书既强调系统性又突出重点，内容框架清晰明了、直观、易于理解，不仅可以作为学生学习之用，还可以为肿瘤学专业工作人员提供参考，不失为一本全面的临床参考书。本书在编写过程中参考了国内外肿瘤放疗的权威书籍、近年来发表的主要论文、国际会议最新的重要临床研究结果等，以循证医学为基本原则，力求全面反映肿瘤放疗的研究现状和研究新进展。

CONTENTS
目 录

第一章　绪论

放疗学是利用射线束治疗疾病的一门学科，这些射线可以是放射性核素产生的α、β、γ射线，X射线治疗机和各类加速器产生的不同能量的X射线，也可以是各类加速器产生的电子束、质子束、负π介子束以及其他重粒子束等。放疗学研究的对象分为良性疾病和恶性肿瘤两大方面。由于学术界对良性疾病的放疗曾持有不同的看法，良性疾病的放疗一度在放疗中退居次要地位，而恶性肿瘤的治疗才是放疗的重点，因此，放疗学又称为肿瘤放射治疗学或肿瘤放射学。

第一节　肿瘤放疗的发展历史和任务

一、肿瘤放疗的历史

肿瘤放射治疗学是一门较年轻的学科，至今仅有百余年历史。在1895年伦琴发现X射线，1898年居里夫妇发现天然放射性元素镭（Ra）之后，X射线很快就被用于临床治疗恶性肿瘤，并开始了用X射线或γ射线治疗肿瘤的历程，1899年公布了第一例用放疗治愈的患者。100多年来，肿瘤放疗在经历了曲折而艰辛的发展历程后，在技术上取得了较大的进展，在肿瘤的治疗地位上也发生了质的飞跃。肿瘤放疗发展历程可以归纳为以下三个时代。

（一）初级放疗时代

在20世纪初期，人们用浅部X射线和放射性元素镭治疗肿瘤，展开了放疗作为肿瘤治疗手段的历史，这是肿瘤放疗的初级时代，经历了近50年的历程。当时的肿瘤放疗设备非常简陋，技术极其落后，采用的X射线治疗机能量低，穿透深度很浅。采用放射性元素镭治疗时，由于需人工近距离操作，且放射防护条件很差，加上肿瘤诊断设备缺乏，所以治疗仅限于一些表浅、易接近的肿瘤（如皮肤癌、宫颈癌和良性疾病等）。尽管如此，射线作为杀灭肿瘤细胞的主要手段，得到了人们的高度认同，在临床上建立了每天放疗1次，每次照射1.8 ~ 2.0 Gy，每周放疗5 ~ 6次，6 ~ 7周照射60 ~ 70 Gy的时间 - 剂量分次模型，而且一直沿用至今。

（二）常规放疗时代

进入 20 世纪 50 年代后，随着 ^{60}Co 治疗机和直线加速器的问世，放疗设备能量不断提升，放疗的剂量深度和剂量分布得到了相应的改善。同时，随着 X 射线诊断技术的进步和 X 射线模拟定位机的应用，放疗的治疗范围逐渐扩大，从初期的表浅、易接近肿瘤的治疗扩大到了全身各部位肿瘤的治疗，而且疗效得到了相应的提高，放射损伤相应减少。当时的放疗在医学领域中的认知度和在社会中的被接受度是非常有限的，多数医院没有独立的放疗科室，放疗归属于放射诊断科。直到 20 世纪 70 年代前后，世界各国才相继成立了独立的放射治疗学术委员会或放射肿瘤学术委员会。放疗逐渐从放射诊断学科中分离出来，成为独立的放疗专业学科。此后，放疗作为肿瘤治疗的有效手段，其被接受度逐渐增加。这个时代的放疗设备仍然落后，肿瘤的诊断定位技术不高，因此主要采用的是常规放疗技术和常规剂量分割模式，即在 X 射线模拟定位下确定病灶的治疗范围，通过 ^{60}Co 治疗机和直线加速器实施照射。肿瘤的定位精度不高，无法实施多野、多线束的聚焦式照射，使过多的正常组织处在照射范围内而无法提高对肿瘤的照射剂量。同时，所采用的常规剂量分割模式（每次照射 1.8 ~ 2.0 Gy，每周放疗 5 ~ 6 次，6 ~ 7 周照射 60 ~ 70 Gy）只是一个对正常组织不会造成严重损伤，但难以根除多数肿瘤的时间 - 剂量分次方法，疗效差、副作用大。这个时代的放疗更多用于术前、术后的辅助治疗或晚期肿瘤患者的姑息治疗，只有对少数放射敏感的肿瘤可获得根治效果。在常规放疗时代的半个世纪中，放疗在肿瘤综合治疗中是一个不可或缺的手段，但它只是一个辅助手段。

（三）现代放疗时代

为治疗肿瘤而诞生的放疗技术，经历了漫长的初级放疗时代、常规放疗时代后，走进了现代放疗时代。特别是近 20 年间，放疗技术发生了巨大变化，头、体部 γ 刀，X 刀，3D–CRT 及 IMRT 等设备和技术，以及计算机体层成像（CT）、磁共振成像（MRI）和正电子发射断层显像 / 计算机体层成像（PET/CT）等影像诊断技术和设备的出现，为肿瘤的诊断和治疗开辟了新途径。令人鼓舞的是，自从立体定向放射外科（γ 刀）、立体定向放疗、3D–CRT 和 IMRT 用于临床后，放疗在肿瘤综合治疗中的地位和作用发生了根本变化，从原来的只能作为多数肿瘤术前、术后的辅助治疗手段，变成多数患者自愿首选的根治手段。

二、我国放疗的发展概况

我国放疗同样也经历了上述三个时代，开始于 20 世纪 30 年代。始建于 1931 年的中比镭锭治疗院（现复旦大学附属肿瘤医院）和 1921 年的北京协和医院，开展了我国最早的放疗。苏州大学附属第一医院的前身苏州博习医院也在 1934 年开始了 X 射线治疗，在 1948 年开展了用镭管腔内照射和镭针组织间插入的近距离放疗。1953—1959 年，在北京、上海、天津、广州等地重点建立了放疗基地。1985 年，中国核工业部苏州医学院及其附属第一医院和附属第二医院（现归属苏州大学）放射医学专业在“军转民”的指导思想下，拓宽了专业方向，与上述各大肿瘤中心一起，在治疗肿瘤患者的同时，培养了大量各个层次的放疗技术骨干，为我国肿瘤放疗临床、教学、科研事业的发展作出了重要贡献。

在20世纪50年代后期，我国引进了第一台高能射线装置——^{60}Co远距离治疗机，1968年引进了第一台医用电子感应加速器，1975年引进第一台医用电子直线加速器，1986年成立中华医学会放射肿瘤治疗学分会，1987年出版了《中国放射肿瘤学》杂志，使我国的肿瘤放疗事业又掀开了新的一页。近20年来，我国肿瘤放疗事业更是得到了空前的发展，开展了包括立体定向放疗（γ刀、X刀）、3D-CRT及IMRT、图像引导放疗（IGRT）在内的各种放疗新技术，肿瘤放射物理、放射生物的研究也取得了丰硕的成果。深部X射线机和^{60}Co治疗机逐渐被淘汰，高端设备逐年增多，开展立体定向放射手术、立体定向放疗、3D-CRT、IMRT的单位逐年增加。我国全面实行了上岗考试制度（医生、物理师、技术员），放疗从业人员的水平得到了极大提高。在放疗设备的生产方面，我国能生产高能加速器、^{60}Co远距离治疗机、近距离遥控后装治疗机、X刀、γ刀、剂量仪、模拟定位机和治疗计划系统等。近几年来，增设放疗的医院越来越多，购置的设备也越来越先进。

三、我国放疗存在的主要问题

（一）对现代放疗技术在肿瘤治疗中的作用认识不足

现代放疗技术用于临床后，放疗的地位和作用已经发生了根本性变化，但由于50多年的常规放疗时代过于漫长，给人们留下的放疗手段不能根治肿瘤的印象较深，很难改变，使很多患者甚至有些医务工作者对现代放疗技术在肿瘤治疗中的作用认识不足，进而错失了很多治疗良机。

（二）物理师缺乏

按照国际原子能机构相关文件建议测算，中国现应该拥有的放疗物理师应为2 400～3 200人（每400位患者每年约有2名物理师），而有些已经明确开展IMRT的单位却没有物理师，导致没有质量控制和质量保证。这不但对放疗计划设计的精度和放疗科室的发展造成了不利的影响，而且还存在着医疗上的潜在危险。

（三）人才素质发展不平衡

在我国医学院校的教学大纲中，很少安排有放疗的正式课程。一些新建的放疗单位，很多从业人员是刚参加工作或从其他临床科室调入的医务人员，经过短期培训或进修便从事放疗工作，没有经过系统的放射医学和肿瘤放射学的专业培养，这可能会埋下严重的隐患。迄今为止，放疗科在我国综合性大医院的编制中仍被列为医技科室。

四、我国放疗当前的任务

根据放疗在目前肿瘤治疗中的重要地位，以及上述尚存在的主要问题，我国肿瘤放疗依旧任重而道远，急需解决的主要问题有以下几点。

（一）提高放疗队伍的整体水平

笔者曾对普通高等医学院校临近毕业的本科医学生做过调查，发现他们对放疗及其在肿瘤治疗中的地位几乎是一无所知或知之甚少，因而笔者提出建议：在医学本科教学中将肿瘤放疗学列为正式课程，同时对在职的放疗专职医生、物理师、技师进行严格的培训，完善并严格执行上岗资格审查和考核制度。

（二）进一步加强行政、执法管理和检测制度

严格审核医疗资源的合理分配和从业人员的资质，以及定期对每台治疗机进行执法检测。

（三）建立和完善质量保证和质量控制制度

根据循证医学的原则，建立和完善行业统一的技术标准；在各科室，则应在不断提高业务素质的基础上严格执行各项规章制度和提高技术标准；完善和保存好各种医疗文件，在有条件的单位实行计算机网络化管理。

（四）不断总结经验，加强科学研究

在日常的临床工作中，要有意识地、有计划地进行随机的、前瞻性的临床研究，不断总结经验，提高基础理论和临床业务素质；在有条件的科室开展与肿瘤放疗有关的基础科学研究工作，跟上甚至超过国内、国际水平。

（五）提高与普及相结合，加强继续教育工作

建议各种肿瘤放疗学术会议和继续教育学习班上不仅要有本专业前沿知识的更新课程，同时要兼顾基础教学，如各种专业基础理论讲座、经验教训交流、回顾性的行业内情况通报等。

第二节　放疗在肿瘤治疗中的地位和作用

一、放疗在肿瘤治疗中的地位

恶性肿瘤是一种多发病、常见病，它严重威胁着人们的生命健康。在手术、放疗和化疗三种主要治疗手段中，放疗因其适应证多、疗效较好而有着不容置疑的地位。据国内外

各大肿瘤防治中心统计，经诊治的肿瘤患者中有 65% ~ 75% 需用放疗，有的恶性肿瘤可经单独放疗治愈，有些则可用手术或（和）化疗加上放疗综合治疗治愈，对一些晚期肿瘤，可以用放疗取得较为满意的疗效。当前对于恶性肿瘤，倾向于采用多种方法综合治疗。据目前的情况，以放疗为主的治疗结果在各种疗法中还是比较令人满意的。

二、放疗在肿瘤治疗中的作用

放疗可以安排在术前、术中或术后进行。术前放疗的作用是缩小原发肿瘤的体积，杀灭肿瘤周围散在的肿瘤细胞，使手术更顺利、更彻底。术中放疗是对周围有放射敏感脏器的肿瘤，在用手术暴露肿瘤后，用专用的照射仪器将这些脏器推开，然后对肿瘤进行直接照射。最常用的是术后放疗，主要目的是消灭术后残留的肿瘤细胞。

近年来，放疗与化疗的结合受到高度重视。放疗前给予化疗能杀灭许多肿瘤细胞，尤其是肿瘤周围散在的肿瘤细胞，同时还能缩小肿瘤体积，以便放疗能更容易地杀灭肿瘤。放疗后再化疗，能消灭残余和部分转移的肿瘤细胞。目前认为的肿瘤最有效的治疗方法是同期放化疗，即放疗与化疗同时进行。

姑息性放疗是很重要的一种放疗手段，它能延长许多晚期患者的生存时间，并减少他们的痛苦。有许多患者的肿瘤属晚期，这些患者中很多只能给予姑息性放疗，而不一定需要最尖端的放疗技术；因此，如何适当应用姑息性放疗措施来提高患者的生活质量是亟待解决的问题。例如，骨转移是各种恶性肿瘤远处转移中最常见的，其主要症状是不同程度的疼痛，甚至有压缩性骨折或脊髓压迫的危险等。局部放疗是一种非常有效的止痛方法，能防止患者因使用麻醉性镇痛药上瘾。现在的争论焦点是快速照射还是慢速照射放疗更为合适。如果骨转移病灶只有 1 ~ 2 个，患者一般情况尚好，最好采用较长的疗程；相反，如果患者不能耐受每天的照射，采用较短的疗程较为合理，甚至可以做单次的大剂量照射，但是最好用立体定向放疗。短疗程有其特殊的放射生物学效应，要注意关键脏器的损伤问题，因为快速照射的生物学效应很难预测。

第三节　放疗的基础

肿瘤放疗学是一个临床学科，和肿瘤内科学、肿瘤外科学一样，不同的是，肿瘤内科学是用药物治疗肿瘤，肿瘤外科学是采用手术治疗肿瘤，而肿瘤放疗学用射线治疗肿瘤。肿瘤放射科医生和肿瘤外科医生及肿瘤内科医生一样，都是临床医生，只是所使用的治疗手段不一样。Bushcke 在 1962 年指出，肿瘤放射科医生全面且独立对患者负责，和外科医生一样治疗患者，这意味着肿瘤放射科医生要亲自询问病史、检查患者，申请所需的 X 线检查、化验，复习病理资料，必要时亲自取活体组织送检。肿瘤放射科医生通过全面检查，独立做出诊断，确定治疗原则，制订出治疗方案及计划，或请其他科医生会诊，治疗前向患者及家属交代病情、注意事项、可能的不良反应及其预防和处理、预后等，并取得患者签字的知情同意书。放疗过程中亲自观察患者并做出相应的处理，治疗结束时书写总结，对预后做推断，亲自随诊患者，定期总结经验。

作为一名肿瘤放射科医生，除应具备必需的基础医学知识（如生理、解剖、病理、药理等）和一般的临床医学知识（如内科、外科、妇科等）外，还必须具备以下几个方面的基本知识，并以此来指导临床实践。

一、肿瘤学知识

放疗主要用于治疗恶性肿瘤，所以医生必须具有一般的肿瘤学知识，如肿瘤流行病学、病因、发病机制以及肿瘤分子生物学等，特别是应熟悉临床肿瘤学，要了解不同肿瘤的生物学行为、转归，每一种肿瘤的分期以及不同期别的治疗，放疗在各种肿瘤不同期别治疗中的作用等。

二、放射物理学知识

放射物理学是研究射线与物质相互作用的方式，研究射线在人体内的分布规律以及各种不同的放射源、放疗设备的性能、能量、剂量学特点的一门学科。放射物理学指导临床选择合适的放射源和治疗方式，帮助制订最佳治疗方案，如进行 3D-CRT 时，三维治疗计划系统（3D-TPS）可充分显示肿瘤和剂量面在三维立体空间的适形程度，指导临床医生和物理师及时准确地调整照射野的大小和形状、照射野的数量、每一照射野射线剂量的权重、机架角度、机头角度、治疗床角度、射线能量的大小，以及是否使用楔形板及其角度等，使肿瘤的形状和剂量面达到三维空间的一致，从而最大限度地提高肿瘤照射量，减少周围正常组织和器官的受照体积和受照剂量，最终提高局部控制率，减少并发症。由于近年来现代化医疗设备的问世，如 CT 模拟定位机、3D-TPS 等，为肿瘤放疗的快速发展提供了必要条件。肿瘤放射科医生必须具备丰富而扎实的放射物理学知识，以临床应用为目的，全面理解、融会贯通，并与物理师密切配合，共同制订最优放疗方案。

三、肿瘤放射生物学知识

肿瘤放射生物学的最基本研究目的是解释照射以后所产生的现象并建议改善现在治疗的战略，也就是从三个方面为放疗提供发展基础，即提供概念、治疗战略以及研究方案。

（一）概念

肿瘤放射生物学为放疗提供基本知识，包括照射后正常组织及肿瘤效应的过程及机制，它将有助于了解照射后发生的现象，如有关乏氧细胞再氧合、肿瘤细胞再增殖以及

DNA 损伤后的修复等现象。

（二）治疗战略

肿瘤放射生物学协助研究放疗的新方法，如使用乏氧细胞增敏剂放疗，高传能线密度（LET）辐射放疗，加速分割及超分割放疗。

（三）研究方案

肿瘤放射生物学可为临床放疗研究方案提供意见，如为不同的分次治疗及剂量率提供转换因子，确定在治疗过程中何时应用增敏剂，将来进一步建议个体化治疗方案。

综上所述，肿瘤放射科医生必须具备肿瘤放射生物学知识。最为形象的说法是：肿瘤放射生物学就是肿瘤放疗的药理学。

四、放疗技术学

广义的放疗技术学（方法学）包括了从病情了解、影像学资料采集、计划设计到治疗实施的全过程。而狭义的放疗技术学是研究怎样具体运用各种射线源于不同病种的患者，包括照射野设置、定位技术、体位固定、摆位操作等实际问题。计划设计得再好，但若操作不慎或失误，将会前功尽弃，不是肿瘤得不到控制，就是会发生严重的晚期并发症。

五、医学影像知识

医学影像是完整放疗的一个重要部分，并且随着图像技术的不断发展和放疗精确度的日益提高，两者的关系会越来越密切。医学影像在放疗中主要有如下作用：发现、诊断和随访肿瘤；显示解剖结构，以区别肿瘤组织及其浸润组织与正常组织；决定照射范围和照射技术；获取照射范围内的组织密度信息，以便精确计算剂量；分析投照剂量的误差和了解肿瘤对剂量的反应。目前与放疗有关的影像技术有：CT、MRI、单光子发射计算机断层扫描（SPECT）、PET/CT、超声、X 射线平片及治疗 X 射线摄片（在治疗条件下以加速器或 ^{60}Co 的射线源拍摄的片子，由于射线的能量高，这类片子的对比度相对较差。治疗 X 射线摄片是放疗质量保证的措施之一，它既可以及时发现治疗过程中的误差，又能为计划设计时决定靶区安全边界提供依据）等。影像技术的改进和飞速发展推动了放疗技术的提高，现代放疗设备的更新换代，需要放疗科医生掌握更新的理论知识来适应形势的发展。数字化模拟定位机、CT 模拟定位机广泛应用于放疗实践，PET/CT 定位设备亦被越来越多的放疗单位使用，这就迫切要求放疗科医生必须具备扎实的影像学基本功。

六、计算机知识

计算机的发展在很大程度上改变了人们的工作和生活方式。计算机技术在放疗中的应用给这个领域带来了革命性的变化。其在放疗中的应用主要有以下几个方面。

（一）治疗计划系统

在放疗中最先使用计算机的是治疗计划系统。它利用计算机运算速度快的特点代替手工计算剂量分布。随着放疗精度要求的不断提高，计算中需考虑的因素也越来越多，剂量分布的计算已无法手工进行而必须采用计算机运算。“治疗计划”这一概念本身也在发生变化，从过去的“根据患者体表轮廓和照射野布置计算剂量分布”变成了“放疗科医生及其同事用以决定患者治疗计划的所有步骤”，因此治疗计划的过程包含图像诊断、剂量计算、复合定位和资料归档等，其中的每一步几乎都离不开计算机的参与。

（二）加速器上的计算机技术

现代加速器利用计算机来进行内部控制和数据显示，以接口和通信设备与外界计算机连接进行自动设置和检验记录。

计算机内部的运行参数由计算机系统控制，提高了加速器系统的可靠性，降低了机器的故障发生率。控制计算机通过电话网络与制造商联机，可进行故障的远程诊断，减少了用户的维修压力。

用计算机对加速器进行实时控制可进行动态治疗，如动态楔形滤片技术、3D-CRT 和 IMRT。计算机在这类场合中自动根据治疗进程调节机器参数设置。

（三）图像重建与网络系统

利用计算机技术进行图像重建是治疗计划系统的重要功能。随着计算机网络技术的发展，目前已经出现商品化的放疗科计算机局域网络系统，如 Varian 公司的 Varis 系统、Elekta 公司的 MOSAIQ 系统及 Siemens 公司的 Lantis 系统。该系统能将放疗中心的所有设备连在一起，其管理范围涉及患者的入科登记、治疗安排、诊断资料传输、计划结果传输和治疗机照射参数设置、治疗数据归档和模拟定位片、治疗计划系统、数字影像重建和治疗机射野摄片的质量控制检验，甚至根据比对结果和设置允许误差范围决定是否实施治疗。

肿瘤放疗学的特点之一就是将临床肿瘤学、放射物理学和放射生物学等结合在一起，因此，从事恶性肿瘤放疗的工作者应当具有这些基础学科的知识。现代放疗要不断地研究如何把这些基础学科应用于临床，以提高治疗水平。

第四节　肿瘤放疗的目的、适应证和禁忌证

一、根治性放疗

根治性放疗是以放疗为主要治疗手段达到治愈肿瘤的目的的治疗方式；但在放疗过程

中，若有病情变化（如出现血行转移）、治疗反应过重或与预计的放射敏感性不符，可改为综合治疗或姑息治疗方案。

根治性放疗主要用于皮肤癌、鼻咽癌、声门型喉癌、较早期的食管癌、非小细胞肺癌、宫颈癌和某些脑肿瘤等。正因为是根治性放疗，在计划的设计和治疗的实施时更应精益求精，以最大限度地杀灭肿瘤，同时保证患者良好的生存质量。

二、姑息性放疗

姑息性放疗分高度姑息和低度姑息两种。前者是为了延长生命，患者经治疗后可能带瘤存活多年甚至正常工作。后者主要是为了减轻痛苦，往往达不到延长生命的目的，常用于消除或缓解压迫症状（如上腔静脉压迫综合征、脊髓压迫症等），缓解梗阻（如食管癌梗阻）、出血（如宫颈癌出血）、骨转移疼痛以及脑转移的症状等。

在放疗过程中根据情况可将姑息方案改为根治方案，如霍奇金病患者的上腔静脉压迫症状，若经放疗后缓解，则可改为根治性放疗从而达到治愈的目的。但对某些晚期肿瘤患者，若估计放疗不能减轻症状反而可增加痛苦甚至加速死亡时，则不应勉强照射，如广泛的肺和 / 或胸膜肿瘤转移，大面积照射会导致急性呼吸衰竭而加速死亡。

三、综合治疗

恶性肿瘤为全身性疾病，常伴浸润与转移，除一些早期肿瘤和个别特殊类型的肿瘤以外，绝大多数肿瘤需要多学科综合治疗，放疗常常作为综合治疗中的重要手段，与手术、化疗、热疗、生物治疗等手段联合应用。

四、急诊放疗

在肿瘤患者的病程中，有时出现的一些急性情况必须立即予以处理，在某些情况下放疗是最有效的方法之一。用放疗来紧急处理临床问题的方法称急诊放疗。此时，不能按常规预约登记、择期照射，而应及时予以治疗。

（一）出血

因肿瘤坏死引起的出血，常不能用药物或压迫法有效地止血，只有在肿瘤退缩后才能自然止血。例如宫颈癌、肺癌出血，在暂时性压迫止血的同时，用外照射或近距离大剂量照射数次后即能止血。

（二）上腔静脉压迫综合征

肺癌或纵隔淋巴瘤等引起的上腔静脉压迫综合征，患者就诊时面颈肿胀，颈静脉、胸壁皮下静脉怒张，呼吸困难。对肺癌患者可首先给予高剂量冲击放疗 3 ~ 4 次，每次肿瘤吸收剂量（DT）为 4 Gy，临床表现可明显改善，以后改为常规分割剂量，总量为 50 ~

60 Gy，症状缓解率达 97%，5 年生存率与无上腔静脉压迫综合征的肺癌相仿。纵隔淋巴瘤纵隔放疗后的显效时间更快，症状缓解后，甚至可改为根治性放疗方案。

（三）肺不张

因肺癌而致的大范围肺不张，用急诊放疗也可使呼吸困难明显改善，肺不张的复张率高达 87.5%。

（四）颅内或椎管内高压

因原发性或转移性肿瘤所致的颅内或椎管内高压，有时放疗可立即显效，特别是对放疗敏感的白血病、淋巴瘤或肺朗格汉斯细胞增多症及良性血管瘤，小剂量照射即可见效。但应注意两点：①当有截瘫发生时，应在 2 周内予以照射，因截瘫时间过长者恢复较为困难；②当有颅内或椎管内高压时，因放疗初期可引起一过性的脑和脊髓的充血、水肿，加重颅内或椎管内高压，严重者可使轻瘫即刻成为全瘫，或导致脑疝形成甚至死亡，故最好先行手术去骨瓣减压治疗。

（五）止痛

因肿瘤直接侵犯或骨转移性肿瘤引起的剧烈疼痛，用大分割照射数次即可使疼痛缓解，缓解率在 80% 以上。

（六）解除肿块压迫或梗阻

如食管癌引起的吞咽困难、骨外浆细胞瘤引起的咽喉部阻塞、淋巴瘤或白血病浸润性肿块造成的脏器压迫等，均可用放疗缓解症状。

五、放疗的禁忌证和注意事项

放疗的绝对禁忌证很少，经选择的极晚期患者仍适于行低度姑息治疗（如止痛）。

（一）绝对禁忌证

严重恶病质的濒死患者、伴高热或肿瘤所在脏器有穿孔或合并胸腔积液或大量腹水者。

（二）相对禁忌证

①放射不敏感性肿瘤。以往认为骨肉瘤、某些软组织肉瘤等对放疗不敏感，故主要采取手术治疗，放疗为相对禁忌。随着放疗技术的提高，这些肿瘤的放疗疗效已明显提高，医学界认为放疗可作为综合治疗的一部分。②中等敏感的肿瘤经足量放射后，有局部复发者。③大面积照射可能严重影响脏器功能者，如肺癌伴肺功能不全时。④有其他疾病不能立即放疗者，如伴有急性炎症或严重心肺功能或肝肾功能不全时。⑤血常规检查提示白细胞计数过低者。以上患者须待恢复后再行放疗。

第五节　放疗过程

一、放疗前的注意事项

做好患者解释工作，包括病情、治疗方案、预后、治疗中及治疗后可能发生的反应及晚期反应等，都应告知患者，并取得其同意，签订知情同意书；改善全身情况，如贫血等；做好必要的检查；治疗伴发病及控制肿瘤区的局部感染；保持局部清洁卫生，头颈部肿瘤预先拔除患牙；对术后放疗者，除特殊情况外，一般必须待伤口愈合后进行。

二、放疗中的注意事项

疗程中加强支持疗法；保障患者身心健康；保持照射区的皮肤干燥；避免对照射区进行强烈理化刺激；照射区包括口腔者，要保持口腔卫生；定期检查血常规，严密观察放疗反应，并予以对症处理；注意病史的收集和完善，进行疗效观察并妥善记录。

三、放疗后的注意事项

继续予以支持疗法，增强免疫功能和骨髓功能；因照射区皮肤在多年后仍可发生放射性溃疡，故应一直注意照射区皮肤的保护，避免摩擦和强烈理化刺激；口腔受照射后 4 年内不能拔牙，特别是当出现放射性龋齿所致牙齿在颈部断裂时，牙根亦不能拔除，平时可用含氟类牙膏预防，出现炎症时予以止痛、消炎；加强照射区的功能锻炼，如头颈部肿瘤放疗后练习张口，乳腺癌放疗后进行抬臂锻炼等；对脊髓或其他重要脏器受照射后的远期反应进行观察和处理；需要配合化疗的可择期进行。

应坚持随访制度和疗效总结。一般放疗后一个月应随诊检查一次，以后每 3 个月一次，一年后无特殊情况可半年一次。放疗结束后一般需要休息 2 ~ 3 个月。

第二章　头颈部肿瘤放疗

第一节　鼻咽癌

一、分期

国际抗癌联盟（UICC）/ 美国癌症联合委员会（AJCC）鼻咽癌 TNM 分期如下。

（一）原发肿瘤

原发肿瘤的情况用 T 表示。

T_x：原发肿瘤无法评估。

T_0：无原发肿瘤存在证据，包含颈部淋巴结 EB 病毒（EBV）阳性。

T_{is}：原位癌。

T_1：肿瘤局限于鼻咽部，或者侵犯口咽和 / 或鼻腔。

T_2：肿瘤侵犯咽旁间隙和 / 或邻近软组织（包括翼内肌、翼外肌、椎前肌）。

T_3：肿瘤侵犯颅底、颈椎、翼状结构和 / 或鼻旁窦。

T_4：肿瘤侵犯颅内，侵犯颅神经、下咽部、眼眶、腮腺和 / 或翼外肌侧缘软组织。

（二）区域淋巴结

区域淋巴结的情况用 N 表示。

N_x：区域淋巴结无法评价。

N_0：无区域淋巴结转移。

N_1：单侧颈部淋巴结转移和 / 或单侧或双侧咽后淋巴结转移，转移灶最大径 $\leqslant$ 6 cm，在环状软骨下缘以上。

N_2：双侧颈部淋巴结转移，转移灶最大径 $\leqslant$ 6 cm，在环状软骨下缘以上。

N_3：单侧或双侧颈部淋巴结转移，转移灶最大径 $>$ 6 cm，和 / 或侵犯环状软骨下缘以下。

（三）远处转移

远处转移的情况用 M 表示。

M_0：无远处转移。

M_1：有远处转移。

（四）临床分期

鼻咽癌的临床分期见表 2-1。

表 2-1　鼻咽癌临床分期

分期	T	N	M
0 期	T_{is}	N_0	M_0
Ⅰ期	T_1	N_0	M_0
Ⅱ期	$T_{0\sim1}$	N_1	M_0
	T_2	$N_{0\sim1}$	M_0
Ⅲ期	$T_{0\sim2}$	N_2	M_0
	T_3	$N_{0\sim2}$	M_0
ⅣA 期	T_4	$N_{0\sim2}$	M_0
	任意 T	N_3	M_0
ⅣB 期	任意 T	任意 N	M_1

二、放疗

（一）适应证

根据 2019 年美国国立综合癌症网络（NCCN）指南，对无远处转移（M_0）的鼻咽癌患者，$T_1N_0M_0$ 期行根治性放疗，$T_1N_{1\sim3}M_0$ 及 $T_{2\sim4}N_{0\sim3}M_0$ 期可选择同步放化疗 + 辅助化疗，诱导化疗 + 同步放化疗，同步放化疗方案。对已有远处转移（$T_{1\sim4}N_{0\sim3}M_1$）的患者可选择：①以铂类为基础的联合化疗，之后根据具体情况选择放疗、同步放化疗或观察；②同步放化疗；③对选择性寡转移患者，可选择放疗或手术。

（二）靶区勾画及处方剂量

1. 放疗靶区定义

大体肿瘤靶区（GTV）是指可触及的、可见的或可证明的恶性病变的范围，包括原发灶、转移淋巴结和其他转移灶。如果肿瘤已被切除，则认为没有 GTV。GTV 可通过临床体检（视诊、触诊、内镜检查等）和影像技术［X 射线、CT、MRI、磁共振波谱成像（MRSI）、正电子发射断层成像（PET）、SPECT 等］来确定。不同检查方法获得的 GTV 形状和大小是不一样的。

临床靶区（CTV）是指包含 GTV 和 / 或显微镜下可见的亚临床病灶范围，是必须去除的病变。

内靶区（ITV）是 CTV 加一个内部间距构成，这个间距产生是因为器官运动引起的 CTV 大小、形状和位置的不确定性。ITV 概念适用于患者 CTV 运动能准确测定的情况。

计划靶区（PTV）是在 CTV 的基础上再外加一个间距，这个间距包含了摆位误差和 GTV/CTV 的运动。PTV 是一个用于治疗计划和评估的几何概念。

危及器官（OAR）是指被照射后可能发生严重并发症的邻近正常组织或器官，OAR 影响放疗计划和靶区处方剂量的确定。原则上讲，所有的非靶区正常组织都可以作为 OAR。

治疗区（TV）是指至少受到靶区最小剂量照射的组织范围。

照射区（IV）是指相对正常组织耐受有临床意义的剂量所包围的组织范围。

2. 鼻咽癌靶区定义及范围

（1）靶区定义

GTVnx：包括影像学及临床检查可见的原发肿瘤部位。

GTVrpn：转移的咽后淋巴结。

GTVnd：符合诊断标准的颈部转移性淋巴结。

CTV1：包括 GTVnx+GTVrpn+ 外扩（5 ~ 10）mm+ 整个鼻咽黏膜及黏膜下 5 mm。

CTVnd1：包括 GTVnd+ 周围高危淋巴结引流区［脑干外扩 3 mm 形成计划危及器官（PRV）］。

CTV2：涵盖 CTV1，同时包括鼻腔后部、上颌窦后部、翼腭窝、部分后组筛窦、咽旁间隙、颅底、部分颈椎和斜坡。

CTVnd2：除高危淋巴结引流区外的颈部淋巴结预防区。

PTV：上述对应各靶区外放 2 ~ 5 mm（外放具体数值按各单位摆放误差确定）。

（2）靶区范围

范围在增强 CT 图像上勾画，层厚 3 mm。

PGTVnx：临床查体 + 鼻咽镜检查 + 影像学检查所见鼻咽癌病灶外扩 3 mm 形成。

GTVnd：临床检查和影像学检查所见达阳性标准的淋巴结。

PTV1：GTVnx+GTVrpn+GTVnd，双颈ⅠB、Ⅱ、Ⅲ区，右颈Ⅳ区及部分Ⅴ区，外扩 3 mm 形成 PTV1。

PTV2：左颈Ⅳ区外扩 3 mm 形成 PTV2。

3. 鼻咽癌处方剂量

PGTVnx 的 95% 处方剂量：73.92 Gy，2.24 Gy/ 次，共 33 次。

GTVnd 的 95% 处方剂量：69.96 Gy，2.12 Gy/ 次，共 33 次。

PTV1 的 95% 处方剂量：60.06 Gy，1.82 Gy/ 次，共 33 次。

PTV2 的 95% 处方剂量：50.96 Gy，1.82 Gy/ 次，共 28 次。

第一计划 28 次，第二计划 5 次，共 33 次放疗，使用螺旋断层放疗系统（TOMO）加速器。

（三）危及器官及剂量限定

危及器官及剂量限定见表 2-2 和表 2-3。

表 2-2　危及器官及剂量限定（一）

危及器官	最高剂量限定 / Gy	PRV 外扩 /mm	PRV 剂量限定 / Gy
脑干	54	≥ 1	照射剂量≥ 60 的脑干体积≤ 1%
脊髓	45	≥ 5	照射剂量≥ 50 的脊髓体积≤ 1%
视神经	50	≥ 1	54
视交叉	50	≥ 1	54

表 2-3　危及器官及剂量限定（二）

危及器官	剂量限定 / Gy
垂体	平均剂量≤ 50
腮腺	平均剂量≤ 26（至少单侧）或双侧体积为 20 cm^3 的剂量＜ 20，或至少单侧体积的 50% 的剂量＜ 30
口腔	平均剂量≤ 40
声门喉	平均剂量≤ 45
食管	平均剂量≤ 45
环状软骨后咽	平均剂量≤ 45
颞叶	最高剂量≤ 60 或体积为 1 cm^3 的剂量≤ 65
眼球	最高剂量≤ 50
晶状体	最高剂量≤ 25
臂丛神经	最高剂量≤ 66
下颌骨	照射剂量≥ 65 的下颌骨体积≤ 1cm^3
下颌下腺	尽可能减少受照剂量
单侧耳蜗	50% 体积≤ 55

第二节　口咽癌

一、分期

口咽癌 TNM 分期如下。

（一）p16 基因免疫组化结果阳性（p16+）的口咽癌

1. T

T_x：原发肿瘤无法评估。

T_0：无原发肿瘤证据。

T_{is}：原位癌。

T_1：肿瘤最大径≤ 2 cm。

T_2：2 cm <肿瘤最大径≤ 4 cm。

T_3：肿瘤最大径> 4 cm，或者侵犯至会厌舌面。

T_4：中度进展期局部疾病，肿瘤侵犯喉、舌肌、翼内肌、硬腭、下颌骨。

2. N

（1）临床 N（cN）

N_x：区域淋巴结不能评价。

N_0：无区域淋巴结转移。

N_1：同侧单个或多个淋巴结转移，最大径≤ 6 cm。

N_2：对侧或双侧淋巴结转移，最大径≤ 6 cm。

N_3：转移淋巴结最大径> 6 cm。

（2）病理 N（pN）

N_x：区域淋巴结不能评价。

N_0：无区域淋巴结转移。

pN_1：≤ 4 个淋巴结转移。

pN_2：超过 4 个淋巴结转移。

3. M

M_0：无远处转移。

M_1：有远处转移。

4. 病理分期

口咽癌（p16+）病理分期见表 2–4。

表 2–4　口咽癌（p16+）病理分期

分期	T	N	M
Ⅰ期	$T_{0\sim2}$	$N_{0\sim1}$	M_0
Ⅱ期	$T_{0\sim2}$	N_2	M_0
Ⅱ期	$T_{3\sim4}$	$N_{0\sim1}$	M_0
Ⅲ期	$T_{3\sim4}$	N_2	M_0
Ⅳ期	任意 T	任意 N	M_1

（二）p16 基因免疫组化结果阴性（p16–）的口咽癌

1. T

T_x：原发肿瘤无法评估。

T_0：无原发肿瘤证据。

T_{is}：原位癌。

T_1：肿瘤最大径≤ 2 cm。

T_2：2 cm <肿瘤最大径≤ 4 cm。

T_3：肿瘤最大径> 4 cm，或者侵犯至会厌舌面。

T_4：T_{4a}——中度进展期局部疾病，肿瘤侵犯喉、舌肌、翼内肌、硬腭、下颌骨。

T_{4b}——高度进展期局部疾病，肿瘤侵犯翼内肌、翼板、侧鼻咽、颅底或包绕颈动脉。

2. N

（1）cN

N_x：区域淋巴结无法评价。

N_0：无区域淋巴结转移。

N_1：同侧单个淋巴结转移，最大径≤ 3 cm，淋巴结外侵犯（ENE）（–）。

N_2：N_{2a}——同侧单个淋巴结转移，3 cm <最大径≤ 6 cm，ENE（–）。

N_{2b}——同侧多个淋巴结转移，最大径≤ 6 cm，ENE（–）。

N_3：N_{3a}——单个淋巴结转移，最大径> 6 cm，ENE（–）。

N_{3b}——任何淋巴结转移，且临床明显 ENE（+）。

（2）pN

N_x：区域淋巴结无法评估。

N_0：无区域淋巴结转移。

N_1：同侧单个淋巴结转移，转移灶最大径≤ 3 cm，ENE（–）。

N_2：N_{2a}——同侧或对侧单个淋巴结转移，最大径≤ 3 cm，ENE（+）；或 3 cm <最大径≤ 6 cm，ENE（–）。

N_{2b}——同侧多个淋巴结转移，最大径≤ 6 cm，ENE（–）。

N_{2c}——双侧或对侧淋巴结转移，最大径≤ 6 cm，ENE（–）。

N_3：N_{3a}——单个淋巴结转移，最大径> 6 cm，ENE（–）。

N_{3b}——同侧单个淋巴结转移，最大径> 3 cm，ENE（+）；或多发同侧、对侧或双侧淋巴结转移，且其中任一个 ENE（+）；或对侧单个淋巴结转移，无论大小，ENE（+）。

3. M

M_0：无远处转移。

M_1：有远处转移。

4. 临床分期

口咽癌（p16–）临床分期见表 2–5。

表 2-5 口咽癌（p16-）临床分期

分期	T	N	M
0 期	T_{is}	N_0	M_0
Ⅰ期	T_1	N_0	M_0
Ⅱ期	T_2	N_0	M_0
Ⅲ期	T_3	$N_{0\sim1}$	M_0
	$T_{1\sim2}$	N_1	M_0
ⅣA 期	T_{4a}	$N_{0\sim2}$	M_0
	$T_{1\sim3}$	N_2	M_0
ⅣB 期	任意 T	N_3	M_0
	T_{4b}	任意 N	M_0
ⅣC 期	任意 T	任意 N	M_1

二、放疗

（一）适应证

在考虑局部控制口咽癌的同时，还应考虑尽量保留口咽部的功能，提高患者生活质量。

1. 早期口咽癌（$T_{1\sim2}N_{0\sim1}$ 病变）

单纯性根治性放疗和手术均可，基于尽量保全器官功能的原则，更倾向于首选放疗。如根治性放疗后有残存，可行挽救性手术。T_2N_1 病变的患者可首选同步放化疗。若选择手术治疗且术后有不良预后因素，则术后应放疗或同步放化疗。

2. 晚期口咽癌（$T_{3\sim4}N_{0\sim3}$ 病变）

同步放化疗与手术的综合治疗是局部晚期口咽癌的标准治疗手段，首选同步放化疗。

（1）$T_{3\sim4a}N_{0\sim1}$ 病变患者

首选同步放化疗，完全缓解者可以随诊；有肿瘤残存者，行挽救性手术。若选择手术治疗且术后有不良预后因素，则术后应放疗或同步放化疗。

（2）$T_{1\sim4b}N_{2\sim3}$ 病变患者

首选同步放化疗，原发灶完全缓解、颈部淋巴结残存者行颈淋巴清扫术；颈部淋巴结临床完全缓解者，待 4～8 周再评价，淋巴结阴性可随诊，阳性者则行颈部手术治疗。同步放化疗后，原发灶残存者，行原发灶手术治疗，必要时行颈淋巴清扫术。若选择手术治疗且术后有不良预后因素，则给予术后放疗或同步放化疗。

注：术后不良预后因素包括淋巴结外受侵，切缘阳性，病理 T_3 或 T_4、N_2 或 N_3，Ⅳ区或Ⅴ区淋巴结转移，外周神经受侵，血管瘤栓，血管淋巴管受侵。

（二）靶区勾画及处方剂量

1. 靶区勾画原则及注意事项

GTV 为临床体格检查（不能忽视视诊和触诊）、影像学检查、内镜检查显示的肿瘤病变范围，包括 GTVp（原发肿瘤）及 GTVn（转移淋巴结）。CTV 分为 CTV1（高危临床靶区）和 CTV2（低危临床靶区，或称预防照射区），其中 CTV1 覆盖原发肿瘤和阳性淋巴结及周围部分范围。本勾画原则对于 p16–、p16+ 口咽癌均适用。

2. 靶区设定及剂量建议

（1）靶区勾画术语定义

GTVp：原发灶大体肿瘤靶区。

GTVn：淋巴结大体肿瘤靶区。

CTV_{66}（下标数字为推荐剂量，后同）：极高危亚临床区。

CTV_{60}：高危亚临床区。

CTV_{54}：低危亚临床区。

（2）靶区定义及剂量

口咽癌根治性放疗靶区及推荐剂量见表 2–6 和表 2–7。

表 2–6　口咽癌根治性放疗靶区及推荐剂量

靶区	定义	推荐剂量
GTVp	参考体格检查、内镜检查及 CT、MRI 或 PET / CT 检查进行综合考虑	70 Gy/33 次
GTVn	横断面图像上，淋巴结最大横断面的最小径≥ 10 mm；颈内静脉二腹肌淋巴结≥ 11 mm；中央坏死，或环形强化成簇存在；≥ 3 个淋巴结包膜外侵犯；咽后淋巴结最大横断面的最小径≥ 5 mm，长径 / 短径≤ 2	70 Gy/33 次

表 2–7　口咽癌根治性放疗靶区及推荐剂量（原发病灶）

靶区	定义	推荐剂量
GTV_{70}（原发病灶大体肿瘤靶区）	参考体格检查、内镜检查及 CT、MRI 或 PET / CT 检查进行综合考虑	70 Gy/33 次
CTV_{70}（原发病灶临床靶区 1）	当肿瘤与周围正常组织境界不明确时，可以在 GTVp 基础上外扩 5 mm，并注意在骨质、空腔、肌肉、皮肤等处适当修正，并以此为基准扩 $PTVp_{70}$ 给处方剂量；当肿瘤与周围正常组织境界明确时，$CTVp_{70}=GTVp_{70}$	70 Gy/33 次
$CTVp_{60}$（原发病灶临床靶区 2）	$CTVp_{70}$ 外扩 1.0 ~ 1.5 cm，但应包括以下区域：①扁桃体癌和软腭癌：包括同侧的软腭、硬腭、腭舌弓（或磨牙后三角前缘）、腭舌弓后界及舌根；局部进展的肿瘤靶区，原发灶应包括翼突间隙。②舌根癌：包括全部舌根。局限于一侧的原发肿瘤，应包括舌腭弓和舌根黏膜外至少 1 cm 的范围。若侵犯了会厌谷，包括会厌前间隙，对于局部进展期的原发灶，应再向前外扩 1.0 ~ 1.5 cm，GTV 向下外扩 1.0 ~ 1.5 cm 至会厌前间隙。③咽后壁：各个方向外扩至少 1.5 cm	60 Gy/33 次
$CTVp_{54}$（临床靶区 3）	$CTVp_{60}+CTVn_{54}$，双侧咽后淋巴结（颅底到舌骨层面）包括在内形成一个完整的淋巴引流区	54 Gy/33 次

续表

<table>
<tr><th>靶区</th><th colspan="7">定义</th><th>推荐剂量</th></tr>
<tr><td>CTVn$_{60}$（高危淋巴结临床靶区）</td><td colspan="7">淋巴结大体肿瘤靶区外扩 5 mm，为阳性淋巴结所在的引流区</td><td>60 Gy/33 次</td></tr>
<tr><td rowspan="4">CTVn$_{54}$［低危淋巴结临床靶区（引流区）］</td><td>分类</td><td>咽后</td><td>Ⅰ B 区</td><td>Ⅱ区</td><td>Ⅲ区</td><td>Ⅳ区</td><td>Ⅴ区</td><td rowspan="4">54 Gy/33 次</td></tr>
<tr><td>无淋巴结转移</td><td>双侧</td><td>—</td><td>双侧</td><td>双侧</td><td>双侧</td><td>双侧</td></tr>
<tr><td>单侧颈部淋巴结转移</td><td>双侧</td><td>患侧</td><td>双侧</td><td>双侧</td><td>双侧</td><td>患侧</td></tr>
<tr><td>双侧颈部淋巴结转移</td><td>双侧</td><td>双侧</td><td>双侧</td><td>双侧</td><td>双侧</td><td>双侧</td></tr>
</table>

（三）靶区勾画病例

现以扁桃体癌单纯根治性放疗为例说明如下。

患者，男性，59 岁，因“吞咽异物感 1 个月，发现扁桃体肿块 25 天”入院。入院后完善相关检查。病理学检查（右侧扁桃体活检）结果显示：浅表鳞癌变上皮。PET/CT 示：右侧扁桃体体积增大，PET 于相应部位见异常放射性浓聚影，符合扁桃体癌。MRI 示：右侧扁桃体区有肿块，考虑扁桃体癌，双侧颈部淋巴结肿大。体格检查示：右侧扁桃体可见大小约 2.5 cm×1 cm×2 cm 的菜花样肿块，触之较韧，颈双侧稍饱满。临床分期：Ⅳ A 期（$T_2N_2M_0$）浅表鳞癌。

治疗方案：同步放化疗。

放疗技术：放疗采用同步加量容积强调放疗（VMAT）技术。

GTV（GTVp 和 GTVn）包括内镜检查及影像学检查显示的肿瘤范围，GTVp 靶区的总剂量为 69.96 Gy，共 33 次；GTVn 靶区的总剂量为 69.96 Gy，共 33 次；因双侧颈部淋巴结肿大，故 CTV1 包括右侧咽旁间隙、咽后间隙，并包括双侧Ⅱ、Ⅲ区及咽后淋巴引流区，以及右侧Ⅰ B 区，PTV 靶区的总剂量为 160.06 Gy，共 33 次；CTV2 包括双侧Ⅳ区、病变侧的 VA 区，PTV 靶区的总剂量为 254.12 Gy，共 33 次。

第三节　下咽癌

一、分期

下咽癌 TNM 分期如下。

（一）T

T_x：原发肿瘤不能评估。

T_0：无原发肿瘤证据。

T_{is}：原位癌。

T_1：肿瘤局限于下咽的某一个解剖亚区，并且最大径≤ 2 cm。

T_2：肿瘤侵犯一个以上下咽解剖亚区或邻近结构，2 cm <肿瘤最大径≤ 4 cm，无半喉固定。

T_3：肿瘤最大径> 4 cm，或半喉固定，或累及食管黏膜。

T_4：T_{4a}——中晚期局部病变。肿瘤侵犯下列结构：甲状 / 环状软骨、舌骨、甲状腺腺体、软组织中心部分。

T_{4b}——极晚期局部病变。肿瘤侵犯椎前筋膜，包绕颈动脉或侵犯纵隔结构。

（二）N

（1）cN

N_x：区域淋巴结无法评价。

N_0：无区域淋巴结转移。

N_1：同侧单个淋巴结转移，最大径≤ 3 cm，ENE（－）。

N_2：N_{2a}——同侧单个淋巴结转移，3 cm <最大径< 6 cm，ENE（－）。

N_{2b}——同侧多个淋巴结转移，最大径≤ 6 cm，ENE（－）。

N_{2c}——双侧或对侧淋巴结转移，最大径≤ 6 cm，ENE（－）。

N_3：N_{3a}——单个淋巴结转移，最大径> 6 cm，ENE（－）。

N_{3b}——任何淋巴结转移，临床明显 ENE（＋）。

（2）pN

N_x：区域淋巴结不能评估。

N_0：无区域淋巴结转移。

N_1：同侧单个淋巴结转移，最大径≤ 3 cm，ENE（－）。

N_2：N_{2a}——同侧或对侧单个淋巴结转移，最大径≤ 3 cm，ENE（＋）；或 3 cm <最大径≤ 6 cm，ENE（＋）。

N_{2b}——同侧多个淋巴结转移，最大径≤ 6 cm，ENE（－）。

N_{2c}——双侧或对侧淋巴结转移，最大径≤ 6 cm，ENE（－）。

N_3：N_{3a}——单个淋巴结转移，最大径> 6 cm，ENE（－）。

N_{3b}——同侧单个淋巴结转移，最大径> 3 cm，ENE（＋），或者同侧、对侧、双侧多个淋巴结转移，任一淋巴结 ENE（＋），或者对侧单个任意大小淋巴结转移，ENE（＋）。

（三）M

M_0：无远处转移。

M_1：有远处转移。

（四）临床分期

下咽癌临床分期见表 2-8。

表 2-8　下咽癌临床分期

分期	T	N	M
0 期	T_{is}	N_0	M_0
Ⅰ期	T_1	N_0	M_0
Ⅱ期	T_2	N_0	M_0
Ⅲ期	T_3	$N_{0\sim1}$	M_0
	$T_{1\sim2}$	N_1	M_0
ⅣA 期	T_{4a}	$N_{0\sim2}$	M_0
	$T_{1\sim3}$	N_2	M_0
ⅣB 期	T_{4b}	任意 N	M_0
	任意 T	N_3	M_0
ⅣC 期	任意 T	任意 N	M_1

二、放疗

（一）适应证

早期下咽癌应该首选放疗，晚期病变采用“放疗 + 化疗 + 手术”的综合治疗模式。既要最大可能提高肿瘤的局部区域控制率，又要尽量降低治疗对器官功能的损害。

1. 单纯放疗

对 $T_{1\sim2}N_0$ 病变，尤其是肿瘤呈外生性生长的病变，可首选根治性放疗。病理类型为低分化癌或未分化癌者，不论病期早晚，均应首选放疗。如放疗后有残存，可行手术切除。

2. 术前放疗

可以手术的 $T_{3\sim4}N_{0\sim1}$ 病变的患者做计划性的术前放疗或术前同步放化疗。对放疗反应好，照射 50 Gy 时肿瘤完全消退（临床及影像学评价）者，可采用根治性放疗和 / 或同步放化疗，将手术作为挽救性治疗手段。

3. 术后放疗

首先采用手术治疗的患者，术后有以下高危因素，即手术切缘不够（通常＜ 5 mm 为标准），切缘不净、肿瘤明显残存，淋巴结直径＞ 3 cm，或者多个淋巴结转移，或颈淋巴清扫术后提示广泛的淋巴结转移、淋巴结包膜外受侵、周围神经受侵者，均应行术后放疗或者术后同步放化疗。

4. 姑息性放疗

一般情况差、局部晚期、不能手术者或拒绝手术者可行姑息性放疗；术后、首程放疗后复发的患者行姑息性放疗。

（二）靶区定义及处方剂量

1. 下咽癌单纯放疗原发肿瘤、转移淋巴结靶区勾画

（1）GTV

原发肿瘤：大体肿瘤（喉镜检查和 CT、MRI 和 PET 等影像学检查可见）。

淋巴结：阳性淋巴结（影像学检查包括 CT、MRI 和 PET 检查等，多数认为 CT、MRI 检查最大横断面的短径≥ 1 cm，PET 检查≥ 6 mm）。

（2）CTV

GTV 外扩 0 ~ 5 mm。

（3）PTV

原发肿瘤：CTV 外扩 3 ~ 8 mm（下咽靶区移动度大，不推荐过小的 PTV 外扩标准，若边界临近脊髓或应用 IGRT 技术，PTV 外扩可适当缩小）。

转移淋巴结：CTV 外扩 3 ~ 5 mm。

2. 无颈部淋巴结转移下咽癌的单纯放疗

（1）高危亚临床病灶靶区勾画

CTV1：①包括下咽原发肿瘤 CTV（外扩≥ 10 mm）、全喉及相邻脂肪间隙（包括会厌前间隙、椎前筋膜）。② $T_{1\sim2}$ 病变患者不需将双侧颈部淋巴结引流区作为高危区。③ $T_{3\sim4}$ 病变患者需包括同侧Ⅱ~Ⅳ区淋巴引流区；若为环后区和咽后壁肿瘤临近中线结构，需包括双侧淋巴结；下部下咽癌及食管上段受侵者需包括环后区及上纵隔气管旁淋巴结。

PTV1：① CTV1 外扩 3 ~ 5 mm。②总剂量 60 Gy，1.8 ~ 2.0 Gy/ 次。

（2）低危亚临床病灶靶区勾画

CTV2：① $T_{1\sim2}$ 病变患者包括双侧Ⅱ~Ⅳ区淋巴引流区，咽后淋巴结（上界至第 1 颈椎即可）。② $T_{3\sim4}$ 病变患者（梨状窝区）需包括对侧Ⅱ~Ⅴ区淋巴引流区及咽后淋巴结。

PTV2：① CTV2 外扩 3 ~ 5 mm。②总剂量 50 ~ 54 Gy，1.8 ~ 2.0 Gy/ 次。

3. 颈部淋巴结高危亚临床病灶靶区勾画

（1）CTV1

包括下咽原发肿瘤 CTV（外扩≥ 10 mm）、转移淋巴结（外扩≥ 3 mm）、全喉及相邻脂肪间隙（包括会厌前间隙、椎前筋膜）。

$N_{1\sim2b}$ 病变患者同侧Ⅱ~Ⅴ区淋巴引流区及咽后淋巴结区。

$N_{2c\sim3}$ 病变患者需包括双侧Ⅱ~Ⅴ区淋巴引流区及咽后淋巴结。

咽后淋巴结需包括颅底颈动脉管，Ⅱ区上界包括茎突后间隙，高于二腹肌后腹与颈静脉中部交界水平。

若为环后区和咽后壁肿瘤邻近中线结构，需包括双侧淋巴结；下部下咽癌及食管上段

受侵者需包括环后区及上纵隔气管旁淋巴结。

（2）PTV1

PTV1 为 CTV1 外扩 3 ~ 5 mm。总剂量 60 Gy，1.8 ~ 2.0 Gy/ 次。

4. 有颈部淋巴结转移下咽癌的术后放疗

适应证：T_4 病变、切缘阳性、肿瘤明显残存、软骨或骨受侵、一个以上淋巴结转移、淋巴结包膜外受侵。

（1）高危亚临床病灶靶区勾画

CTV1：①手术术腔。② $N_{0\sim2b}$ 病变患者同侧Ⅱ~Ⅴ区淋巴引流区。③ $N_{2c\sim3}$ 病变患者双侧Ⅱ~Ⅴ区淋巴引流区。④切缘阳性、淋巴结包膜外受侵患者同侧Ⅱ~Ⅴ区淋巴引流区（上界至颅底、下界至锁骨下缘）。

PTV1：CTV1 外扩 3 ~ 5 mm。总剂量 60 ~ 66 Gy，2.0 Gy/ 次（切缘阳性、肿瘤明显残存患者，肿瘤区可加量至 70 Gy）。

（2）低危亚临床病灶靶区勾画

CTV2：$N_{0\sim2b}$ 病变患者对侧Ⅱ~Ⅴ区淋巴引流区。

PTV2：CTV2 外扩 3 ~ 5 mm。总剂量 50 ~ 54 Gy，1.8 ~ 2.0 Gy/ 次。

建议术后放疗与手术间隔时间≤ 6 周。

（三）靶区勾画病例

现以下咽癌单纯根治性放疗为例说明如下。

患者，男性，50 岁，右侧下咽浅表鳞癌变，右侧下咽肿块，考虑下咽癌并右侧环后区受侵、右侧颈部淋巴结转移、甲状腺右叶可疑受侵、左侧颈部稍大淋巴结。临床分期：ⅣA 期（$T_{4a}N_2M_0$）鳞癌。

治疗方案：诱导化疗 + 同步放化疗。

放疗技术：放疗采用 VMAT 技术。

GTV 包括内镜检查及影像学检查显示的肿瘤，GTVp 及 GTVn 分次剂量为 2.12 Gy，总剂量为 69.96 Gy，共 33 次；高危原发肿瘤 CTV（CTVp1）及高危淋巴结区 CTV（CTVn1）分次剂量为 2.0 Gy，总剂量为 66 Gy，共 33 次。

因双侧颈部淋巴结肿大，故 CTV2 包括全喉、咽旁间隙、喉周软骨、全颈部淋巴结引流区，上界至第 1 颈椎上缘、下界至Ⅳ区下缘，分次剂量为 1.82 Gy，总剂量为 60.06 Gy，共 33 次。

第四节　喉癌

一、分期

喉癌 TNM 分期如下。

（一）T

T_x：原发肿瘤不能估计。

T_0：无原发肿瘤证据。

T_{is}：原位癌。

1. 声门上型

T_1：肿瘤位于声门上一个亚区，声带活动正常。

T_2：肿瘤侵犯声门上一个以上相邻亚区，侵犯声门或侵犯声门上区以外（如舌根、会厌谷及梨状窝内侧壁的黏膜），无喉固定。

T_3：肿瘤局限于喉内，有声带固定和 / 或下列任何部位受侵，包括环后区、会厌前间隙、声门旁间隙和甲状软骨内板。

T_4：T_{4a}——中晚期局部疾病，肿瘤浸透甲状软骨和 / 或侵及喉外组织，如气管、包括深部舌外肌在内的颈部软组织（颏舌肌、舌骨舌肌、舌腭肌、茎突舌肌）、带状肌、甲状腺及食管。

T_{4b}——极晚期局部疾病，肿瘤侵及椎前筋膜、纵隔结构，或包绕颈动脉。

2. 声门型

T_1：T_{1a}——肿瘤局限于一侧声带。

T_{1b}——肿瘤侵犯双侧声带。

T_2：肿瘤侵犯声门上和 / 或声门下，和 / 或声带活动受限。

T_3：肿瘤局限于喉内，伴有声带固定和 / 或侵犯声门带旁间隙，和 / 或伴有甲状软骨局灶破坏（如内板）。

T_4：T_{4a}——中晚期局部疾病，肿瘤浸透甲状软骨或侵及喉外组织，如气管、包括深部舌外肌在内的颈部软组织（颏舌肌、舌骨舌肌、舌腭肌、茎突舌肌）、带状肌、甲状腺及食管。

T_{4b}——极晚期局部疾病，肿瘤侵及椎前筋膜、纵隔结构，或包绕颈动脉。

3. 声门下型

T_1：肿瘤局限于声门下。

T_2：肿瘤侵及声带，声带活动正常或受限。

T_3：肿瘤局限于喉内，声带固定，和 / 或侵犯声门旁间隙，和 / 或侵犯甲状软骨内板。

T_4：T_{4a}——中晚期局部疾病，肿瘤浸透环状软骨或甲状软骨和 / 或侵及喉外组织，如气管、包括深部舌外肌在内的颈部软组织（颏舌肌、舌骨舌肌、舌腭肌、茎突舌肌）、带状肌、甲状腺及食管。

T_{4b}——极晚期局部疾病，肿瘤侵及椎前筋膜、纵隔结构，或包绕颈动脉。

（二）N

1. cN

N_x：区域淋巴结无法评价。

N_0：无区域淋巴结转移。

N_1：同侧单个淋巴结转移，最大径≤ 3 cm，且 ENE（－）。

N_2：N_{2a}——同侧单个淋巴结转移，3 cm ＜最大径≤ 6 cm，ENE（－）。

N_{2b}——同侧多个淋巴结转移，最大径≤ 6 cm，ENE（－）。

N_{2c}——双侧或对侧淋巴结转移，最大径≤ 6 cm，ENE（－）。

N_3：N_{3a}——单个淋巴结转移，最大径＞ 6 cm，ENE（－）。

N_{3b}——任何淋巴结转移，且临床明显 ENE（＋）。

2. pN

N_x：不能评估有无区域淋巴结转移。

N_0：无区域淋巴结转移。

N_1：同侧单个淋巴结转移，最大径≤ 3 cm，ENE（－）。

N_2：N_{2a}——同侧或对侧单个淋巴结转移，最大径≤ 3 cm，ENE（＋）；或 3 cm ＜最大径≤ 6 cm，ENE（－）。

N_{2b}——同侧多个淋巴结转移，最大径≤ 6 cm，ENE（－）。

N_{2c}——双侧或对侧淋巴结转移，最大径≤ 6 cm，ENE（－）。

N_3：N_{3a}——单个淋巴结转移，最大径＞ 6 cm，ENE（－）。

N_{3b}——同侧单个淋巴结转移，最大径＞ 3 cm，ENE（＋）；同侧、对侧或者双侧多个淋巴结转移，ENE（＋）；对侧单个淋巴结转移，无论大小，ENE（＋）。

（三）M

M_0：无远处转移。

M_1：有远处转移。

（四）临床分期

喉癌临床分期见表 2-9。

表 2-9　喉癌临床分期

分期	T	N	M
0 期	T_{is}	N_0	M_0
Ⅰ期	T_1	N_0	M_0
Ⅱ期	T_2	N_0	M_0
	T_3	$N_{0\sim1}$	M_0
Ⅲ期	$T_{1\sim2}$	N_1	M_0
Ⅳ A 期	T_{4a}	$N_{0\sim2}$	M_0
	$T_{1\sim3}$	N_2	M_0
Ⅳ B 期	任意 T	N_3	M_0
	T_{4b}	任意 N	M_0
Ⅳ C 期	任意 T	任意 N	M_1

二、放疗

（一）适应证

1. 早期喉癌

可选择根治性放疗。

2. 晚期病例

可行计划性术前放疗或姑息性放疗。

3. 低分化癌或未分化癌

可首选放疗。

4. 术后放疗指征

手术切缘不净、仍有残存或安全范围不够大；局部晚期病变（T_3、T_4 病变）；大于 N_1 期淋巴结转移或淋巴结包膜受侵。

（二）靶区勾画及处方剂量

GTV 分为原发肿瘤的 GTVp 及转移淋巴结的 GTVnd；术后放疗者，原发肿瘤、转移淋巴结所在的部位为瘤床，分别为 GTVtb、GTVnd-tb。

1. CTV1

靶区勾画根据原发肿瘤部位的不同及病变范围的不同而不同。

①声门上型喉癌、$T_{3\sim4}$ 期声门型喉癌的 CTV1 设计基本相似：包括 GTV、全部喉结构、梨状窝、声门旁间隙、舌会厌、部分舌根和整个甲状软骨，及高危淋巴引流区（Ⅱ～Ⅲ区）。

②声门下型喉癌：在声门上型勾画的基础上包括双侧Ⅳ、Ⅵ、Ⅶ区淋巴引流区。

③ $T_{1\sim2}$ 期声门型喉癌：CTV 包括全喉即可。同常规照射野所包括范围。常规照射野上界至舌骨水平或舌骨下缘，下界至环状软骨下缘水平，后界至颈椎椎体前缘或颈椎椎体的前、中 1/3 交界处。

2. CTV2

下颌锁骨上预防照射区域。

3. PTV

上述靶区外扩 3 ~ 5 mm 即为 PTV，考虑吞咽时喉向上、前活动的幅度较大，上方和前方的 PTV 可相应扩大至 5 ~ 10 mm。

4. 放射剂量

喉癌放射剂量见表 2-10。

表 2-10　喉癌放射剂量

靶区	分次剂量 /Gy	次数 / 次	总剂量 /Gy
PGTV	2.12	33	69.96（根治性放疗）
PTV1	1.82	33	60.06
PTV2	1.82	28 ~ 30	50.96 ~ 54.60

术后放疗剂量如下。PGTVtb：总剂量为 65.72 Gy，每次 2.12 Gy，共 31 次。PTV1：总剂量为 60.14 Gy，每次 1.94 Gy，共 31 次。PTV2：总剂量为 54.32 Gy，每次 1.94 Gy，共 28 次。

第三章　消化系统肿瘤放疗

第一节　原发性肝癌

一、概述

原发性肝癌包括肝细胞癌和胆管细胞癌。在我国，肝细胞癌患者死亡率在各种肿瘤中居第 2 位。肝细胞癌和胆管细胞癌都常见于男性。

肝细胞癌的发病因素较为公认的有：乙型、丙型肝炎病毒感染，黄曲霉毒素摄入，以及常年饮用不洁水。此外，亦可能与饮酒、吸烟、缺硒等有关。我国学者将肝细胞癌的一级预防概括为“防霉、改水、防肝炎”七字诀，在一些肝细胞癌的高发区已积极推行。

肝细胞癌的发生与乙型肝炎、丙型肝炎病毒感染有密切的关系，此观点已获得公认。在我国肝癌患者中，有乙型肝炎病毒感染证据的占 95%，有丙型肝炎病毒感染证据的约占 10%,其中部分为重叠感染。故预防肝炎病毒感染可有效防止肝细胞癌的发生。我国自 1990 年起，将乙型肝炎疫苗的接种作为儿童计划免疫的内容之一，迅速在全国城乡各地推广。疫苗接种率在城市儿童中已达 96.9%，在广大农村地区亦达 50.8%。接种人群的病毒携带率＜ 2%，而未接种者为 11%，足以证明预防效果稳定。近年来，中国台湾地区已有报道，在曾接种乙型肝炎疫苗的人群中观察到肝细胞癌发病率的下降。当然，预防肝炎的措施还应该包括慎用血液制品、杜绝医源性感染等。

黄曲霉毒素 B_1 在动物实验中的致肝癌作用已获肯定。流行病学资料亦足以证明其与人类肝细胞癌关系密切。有研究报道,黄曲霉毒素 B_1 与乙型肝炎病毒的致肝癌作用有协同性,故粮食及油料作物的防霉至关重要。

常年饮用不洁水与肝细胞癌的发病有关，现已证明不洁水中的微囊藻、节球藻等产生的毒素如微囊藻毒素、节球藻毒素等有致癌作用。同时，此类毒素与黄曲霉毒素 B_1 有协同致癌作用。最近，有报道指出节球藻毒素是肝细胞癌的重要病因。尽管这是近年的研究，但自 20 世纪 70 年代以来，在一些肝细胞癌高发地区改进水质的措施，已使肝癌的发病率出现下降趋势。

胆管细胞癌的发病因素有胆管囊肿、胆管结石、感染华支睾吸虫和接触一些化学物质如氧化镁等。胆管细胞癌的发生率远较肝细胞癌低。在美国，胆管细胞癌的发病率每年增加 9%，最近的 30 年已增加了 10 倍，在我国也有这样的倾向。

二、临床表现

（一）常见症状与体征

早期肝癌可无症状。70% 左右肿瘤直径＜ 5 cm 的小肝癌患者无症状，无症状的亚临床肝癌有 70% 左右为小肝癌。说明肝癌一旦出现症状，肿瘤已较大。

1. 症状

在临床上，肝癌患者的症状来自肝内的肿瘤还是来自肝炎、肝硬化，很难区别。肝癌患者由于肿瘤变大，会出现腹痛、食欲缺乏、腹胀、乏力、消瘦、腹部包块、发热、黄疸等症状，但这些大多已属于中、晚期症状，而且缺乏特异性。

肝内肿瘤引起的疼痛是由于肿瘤迅速增大，使肝包膜张力增加或肿瘤包膜下破裂、出血，表现为持续性钝痛，呼吸时加重，或表现为急性腹痛。如肿瘤靠近膈肌，可以导致右肩痛。食欲缺乏常因肝功能损害、肿瘤压迫胃肠道所致。腹胀可因肿瘤增大、腹水及肝功能障碍引起。乏力、消瘦可由恶性肿瘤的代谢产物与进食后吸收营养少引起，严重者可引起恶病质。腹部包块常见于肝左叶或肝右下叶的巨大肿瘤。发热可因肿瘤坏死、合并感染及肿瘤代谢产物引起，如无感染证据，称为癌热，与感染不同，多不伴寒战。黄疸多为晚期表现，除肿瘤压迫胆道或胆管癌栓外，还可以合并肝细胞性黄疸。

由于有肝病背景，患者也可以出现牙龈出血或鼻出血；合并肝硬化门静脉高压者，也可以出现上消化道出血。肿瘤位于肝脏包膜下，容易破裂，导致包膜下出血或腹腔积血。

2. 体征

肝大可伴或不伴结节、上腹部肿块、黄疸、腹水、脾大、下肢水肿。如肝硬化明显，可有肝掌、蜘蛛痣，部分男性患者出现乳房发育。门静脉高压者或下腔静脉阻塞者，会出现腹壁静脉曲张。

（二）少见的临床表现

副肿瘤综合征为肝癌的少见症状，表现为红细胞增多症、低血糖症等。文献中常罗列不少其他副肿瘤综合征的表现，如高钙血症、高纤维蛋白原血症、高胆固醇血症等，但临床实践中并不多见。

（三）肿瘤转移的临床表现

1. 癌栓

门静脉主干癌栓导致门静脉完全阻塞，患者会产生腹胀、食欲缺乏等症状，发生急剧恶性腹水、难以控制的食管 - 胃底静脉曲张破裂大出血，短期内发生肝衰竭。下腔静脉癌栓会引起下肢进行性水肿、腹壁静脉曲张、腹水，如癌栓进入右心房，患者会感到胸闷，癌栓脱落会导致急性肺梗死或脑梗死。

2. 淋巴结转移

原发性肝癌特别是肝内胆管细胞癌患者，常出现腹腔淋巴结转移，表现为：①肝门区淋巴结转移压迫胆总管，导致梗阻性黄疸，此种症状最为常见；②肿大的淋巴结导致幽门梗阻，出现腹痛；③淋巴结压迫下腔静脉，出现下腔静脉阻塞，导致下肢水肿和腹水；④偶见腹主动脉旁淋巴结肿大压迫腹腔神经丛，出现麻痹性肠梗阻。但黄疸、腹痛、下肢水肿与腹胀，也都是肝癌患者肝内肿瘤或癌栓进展的症状，如果没有影像学检查参考，很难鉴别是否是由腹腔淋巴结转移导致。

3. 骨与软组织转移

骨转移表现为局部疼痛、肿块、功能障碍、病理性骨折，有时伴有骨旁的软组织包块；如转移的病灶压迫脊髓，会在短时间内引起压迫部位以下节段截瘫。

4. 肺转移

转移的病灶不大时，基本没有症状，CT 检查可见肺内弥散多个小圆形病灶。随着肺内转移灶的发展，患者可能出现咳嗽、痰中带血丝、胸闷、气急的症状。

5. 其他部位转移

肾上腺转移会引起腰背酸痛，如为右肾上腺大的转移灶，可压迫下腔静脉，产生下腔静脉压迫症状。脑转移可以引起头痛、恶心、神志不清、癫痫发作、中枢神经系统定位症状。

（四）并发症

肝癌常见的并发症包括肝癌结节破裂、上消化道出血、肝功能障碍、胸腔积液、感染等，少见者如下腔静脉栓塞引起的相应症状等。其中，肝功能障碍表现为黄疸、腹水、凝血功能障碍，最终出现肝性脑病。

三、实验室检查

1. 肿瘤标志物检测

肝细胞癌的肿瘤标志物最常用的是血清甲胎蛋白（AFP），70% 的肝细胞癌患者血清 AFP 升高。AFP 升高的幅度与肿瘤的大小无关，但可以作为判断治疗效果的指标。甲胎蛋白异质体、异常凝血酶原、γ– 谷氨酰转肽酶同工酶Ⅱ及 α–L– 岩藻糖苷酶等也可以作为肝细胞癌的标志物。而糖类抗原 19–9（CA19–9）是胆管细胞癌的标志物，70% 的胆管细胞癌患者会出现血清 CA19–9 升高，CA19–9 也可以作为判断疗效的指标。

2. 血常规和生化检查

原发性肝癌常发生在肝炎、肝硬化的基础上。肝硬化伴脾功能亢进者，常表现为末梢血白细胞、血小板、红细胞的减少，一般称为“三系”下降。少部分原发性肝癌患者会分泌促红细胞生成素或血小板生长因子，导致血红蛋白、血小板升高。

常规的肝功能检查包括胆红素、白蛋白和球蛋白比值、转氨酶（谷丙转氨酶和谷草转氨酶）、谷氨酰转肽酶（γ-GT）、碱性磷酸酶、凝血酶原时间等。Child-Pugh 肝功能分级就是根据这些指标，对患者肝脏储备功能进行量化评估。

3. 病毒性肝炎标志物检测

90% 的肝细胞癌与病毒性肝炎有关。为此，乙型肝炎病毒（HBV）与丙型肝炎病毒（HCV）标志物的检测有助于肝癌的诊断。接受各种治疗的患者，治疗前必须了解 HBV-DNA 的复制情况，以便治疗期间预防病毒复制。

4. 免疫学检查

肝癌患者的细胞免疫功能较正常人低，了解各类 T 细胞亚群的分布与比例以及自然杀伤细胞（NK 细胞）的数值，对了解患者的免疫状态有参考价值。有效的治疗可以使肿瘤引起机体免疫力下降的因素被去除，细胞免疫功能可因此恢复。

四、原发性肝癌的影像学表现与诊断

（一）影像学表现

1. 超声检查

发现和诊断原发性肝癌首选影像学手段，其具有操作简便、实时动态、费用低廉、可反复多次使用等特点，可用于健康人群的体格检查、慢性肝病患者的定期筛查，以及肝癌患者治疗后的疗效随访等，临床使用极为普遍。同时，随着近年来计算机软件技术的研制开发，不断有新的成像技术和高分辨率的超声诊断仪面世并应用于临床，超声影像在现代临床医学中正发挥越来越大的作用。超声诊断有 B 型超声、彩色多普勒超声、超声造影。

（1）肝细胞癌的超声图像

患者多有慢性肝病、肝硬化的背景，表现为肝实质回声增粗、增强、不均匀，或呈结节样。肝癌病灶超声图像表现多样，呈不均质回声为主的团块状改变。超声诊断主要从 B 型超声、彩色多普勒超声和超声造影几方面进行综合判断。

（2）胆管细胞癌的超声图像

患者常无慢性肝病背景，病灶体积较小者多表现为低回声实质团块，内部回声分布不均匀；病灶较大者可呈高低混合回声团块，部分肿块内可见液化坏死区，也可出现条索状的高回声，病灶后方伴轻度衰减；肿块形态大多欠规则或不规则，周围较少有暗环，边界不清。

2. CT 和 MRI 检查

目前肝脏病变的影像诊断中，除超声检查外，CT 和 MRI 是最常用的无创性检查技术。随着技术的不断更新，CT 和 MRI 机已发展成为多层螺旋 CT（64 层 / 周扫描）与高场强 MRI 机（3T），其扫描速度、组织对比度和空间分辨率均显著改善，诊断的敏感性、特异性和准确性明显提高。在肝癌，主要是小肝癌（肿瘤直径≤ 3 cm）和微小肝癌（肿瘤直径≤ 1 cm）的诊治和随访工作中，CT 和 MRI 检查发挥着极其重要的作用。

行肝脏 CT 和 MRI 检查，可以帮助临床医生准确了解以下内容：①肝癌病灶部位、大小、数目；②病灶与周围血管的相互关系，尤其是门静脉和肝静脉有无受累，有无癌栓和血栓及其鉴别；③肝门和后腹膜有无淋巴结转移；④肝硬化、门静脉高压、侧支循环形成、腹水和脾大等情况；⑤测定肝的体积和血液灌注状态，间接了解肝功能等。

3. PET/CT

目前，PET/CT 在临床上用于肝肿瘤诊断，其使用最为广泛的显像剂是反映肿瘤糖代谢的氟代脱氧葡萄糖（^{18}F–FDG）和反映肝肿瘤细胞有氧代谢的碳 –11 标记乙酸盐（^{11}C–acetate），在肝细胞癌的诊断方面发挥了重要作用。反映肿瘤细胞磷脂合成的碳 –11 标记胆碱（^{11}C–choline）或氟 –18 标记氟代胆碱（^{18}F–FCH）也在临床工作中逐渐得到越来越多的应用。PET/CT 还可以用于原发性肝癌的预后评估、分期和再分期、勾画生物靶区、诱导活检和疗效评价。

4. 血管造影

原发性肝癌的血管造影包括动脉造影和静脉造影。动脉造影（主要是肝动脉造影）不仅有助于原发性肝癌的诊断和鉴别诊断，还可用于外科术前或介入治疗前评估病变范围，特别是了解肝内播散的子结节情况，也可为血管解剖变异和重要血管的解剖关系提供准确、客观的信息。静脉造影包括门静脉和下腔静脉造影。门静脉造影用于评估门静脉血流的通畅性及向肝回流情况，对肝癌伴门静脉癌栓的患者还能显示门静脉癌栓的部位、范围，门静脉阻塞程度，以及门静脉属支（胃冠状静脉等）曲张情况。下腔静脉造影用于肝癌伴下腔静脉阻塞的患者，可显示下腔静脉阻塞的范围、程度，以及周围侧支循环情况。为获得良好的造影图像，血管造影必须在具备数字减影血管造影（DSA）机的导管室内进行。

（二）诊断

1. 病理学诊断

病理组织学和 / 或细胞学是诊断肝癌的金标准，同时也能为临床评估肝癌复发风险、远期预后及制订个体化治疗方案提供有价值的参考依据。但是，在进行病理学诊断时必须重视与临床证据相结合，全面了解患者的 HBV/HCV 感染情况、血清 AFP 和其他肿瘤标志物的检测结果，以及肝占位的影像学特征等情况。

2. 血液学分子标志物诊断

血清 AFP 是当前诊断原发性肝癌常用且重要的指标。国家卫生健康委员会发布的《原发性肝癌诊疗指南（2022 年版）》提出以下标准：血清 AFP ≥ 400 μg/L，在排除妊娠、慢性或活动性肝病、生殖腺胚胎源性肿瘤以及消化道肿瘤后，高度提示肝癌；而血清 AFP 轻度升高者，应结合影像学检查或进行动态观察，并与肝功能变化对比分析，有助于诊断。异常凝血酶原（PIVKA Ⅱ）、血浆游离微 RNA（miRNA）和血清甲胎蛋白异质体（AFP–L3）也可以作为肝癌早期诊断标志物，特别是对于血清 AFP 阴性人群（证据等级 1，推荐 A）。基于性别、年龄、AFP、PIVKA Ⅱ和 AFP–L3 构建的诊断模型有助于 AFP 阴性肝癌的早期诊断（证据等级 2，推荐 A）。

由于影像学技术的进步和肿瘤标志物的出现，原发性肝癌的诊断变得比较容易，但临床上需要与肝炎、肝硬化活动期鉴别。这是由于肝炎、肝硬化活动期也可导致一定程度的 AFP 升高，但有明显的肝功能障碍而无相应的肝内占位性病变。如果动态观察，AFP 与转氨酶（特别是谷丙转氨酶）曲线相随者为肝病，分离者为肝癌。

肝细胞癌需与肝血管瘤、转移性肝癌、肝细胞腺瘤、局灶性结节样增生、炎性假瘤、肉瘤样肝细胞癌、肝内液性占位鉴别。

五、原发性肝癌分期及治疗原则

（一）分期

原发性肝癌分期依赖于影像学检查来确定原发肿瘤的大小和血管是否受侵犯。如果影像学有证据表明不能根治或切除肿瘤，或者肝功能储备不能耐受手术时，手术探查就没有必要。由于对肝癌的认识，影响预后的指标也越来越多，原发肿瘤的大小与预后的关系已不是非常密切。各个国家或地区，经济发展各异，原发性肝癌的病因学不一样，因此，对肝癌的分期出现许多方法，除了国内分期（国家卫生健康委员会原发性肝癌诊疗规范和中国香港地区分期）外，国际上的分期有巴塞罗那分期（BCLC）、TNM 分期、Okuda 分期、意大利肝癌分期（CLIP）等多种版本。各种分期均有其优、缺点，可以互相参考。

现对原发性肝癌 TNM 分期介绍如下（不包括胆管细胞癌）。

1.T

T_x：原发肿瘤无法评估。

T_0：无原发肿瘤明显证据。

T_1：T_{1a}——单发肿瘤最大径≤ 2 cm。

T_{1b}——单发肿瘤最大径＞ 2 cm 且无血管侵犯。

T_2：单发肿瘤最大径＞ 2 cm，有血管侵犯；或者多发肿瘤，最大径不超过 5 cm。

T_3：多发肿瘤，肿瘤最大径＞ 5 cm。

T_4：任意大小的单发或多发肿瘤，累及门静脉的主要分支或者肝静脉；肿瘤直接侵及除胆囊外的邻近器官，或穿透腹膜。

2.N

N_x：区域淋巴结不能评价。

N_0：无区域淋巴结转移。

N_1：伴有区域淋巴结转移。

3.M

M_0：无远处转移。

M_1：有远处转移。

4. 临床分期

原发性肝癌临床分期见表 3-1。

表 3-1 原发性肝癌临床分期

分期	T	N	M
Ⅰ A 期	T_{1a}	N_0	M_0
Ⅰ B 期	T_{1b}	N_0	M_0
Ⅱ期	T_2	N_0	M_0
Ⅲ A 期	T_3	N_0	M_0
Ⅲ B 期	T_4	N_0	M_0
Ⅳ A 期	任意 T	N_1	M_0
Ⅳ B 期	任意 T	任意 N	M_1

（二）治疗原则

目前，肝癌的治疗有多种方法，总体上可以归为局部治疗与全身治疗。局部治疗有外科手术切除、瘤内乙醇注射、射频治疗、局部放疗；全身治疗有化疗、分子靶向治疗、免疫治疗。介入栓塞化疗严格来说属于局部治疗，因为其所使用的碘油只对肝内肿瘤有效，化疗药物随着碘油大部分沉积在瘤内。外科手术是治愈肝癌的重要手段，但是 80% 的肝癌患者在确诊为原发性肝癌时，或因肿瘤大，或因癌栓、远处转移，或因肝功能异常及其他内科疾病，失去了手术切除的机会。非手术治疗最常见的是经肝动脉栓塞化疗。射频治疗和瘤内乙醇注射主要针对肿瘤直径＜ 3 cm 的肝内肿瘤。外放疗可以结合其他治疗方法，对多种病期的肝癌均适用。

六、原发性肝癌的放疗

（一）适应证与禁忌证

1. 肝细胞癌的放疗适应证

肝细胞癌患者无论肿瘤位于何处，都可以考虑外放疗。但肝功能为 Child-Pugh C 级是肝内病灶放疗的相对禁忌证。

小肝细胞癌不宜手术切除者，可将立体定向放疗与射频消融作为替代治疗手段。

肝细胞癌窄切缘需要术后辅助放疗。

对局限于肝内的肝细胞癌，接受介入栓塞化疗后有肿瘤残存者，外放疗可以补充介入治疗的不足，巩固疗效，延长患者生存期。

肝细胞癌伴有门静脉或下腔静脉癌栓者，应该给予外放疗。

肝细胞癌肝外转移（如淋巴结、骨、肾上腺、肺、脑转移等），针对转移灶浸润、压迫导致的症状如疼痛、黄疸、咳嗽等，外放疗可以有效缓解，提高生存质量。

2. 肝内胆管细胞癌的放疗适应证

不能手术切除的肝内胆管细胞癌，可以接受外放疗或放、化疗结合的综合治疗。小的肝内胆管细胞癌不宜外科手术切除者，应该考虑立体定向放疗。

对 R0 切除（镜下切缘阴性）的肝内胆管细胞癌，无须术后辅助放、化疗；R1 切除（镜下可看到肿瘤细胞）或 R2 切除（肉眼可见肿瘤残留）者，术后放、化疗可以延长患者生存期。

3. 原发性肝癌放疗禁忌证

美国 NCCN 原发性肝癌诊治指南中指出：无论肿瘤位于何处，都适合外放疗。肝功能 Child–Pugh C 级的、肝内病灶较大、不能做立体定向放疗的患者，才是常规放疗的禁忌证。

（二）放疗剂量的确定

必须明确以下 3 个问题：①肿瘤受到的照射剂量；②肿瘤周围正常组织受到的照射剂量；③非常规分割剂量如何换算为常规分割剂量。

立体定向放疗属于根治性放疗，最佳的剂量分割模式目前尚无统一的标准，文献报道的放疗剂量跨度很大，总剂量为 24 ~ 60 Gy，分割次数为 3 ~ 10 次。有研究认为高剂量的照射能提高治疗效果，如 Jang 等报道 82 例行立体定向放疗的肝癌患者，其中高剂量组（＞ 54 Gy/3 次）的 4.5 年局部控制率和总生存率分别为 100% 和 68%，明显高于低剂量组。也有研究显示，较低剂量的照射也能取得较好的效果。例如，日本报道 185 例行放疗的小肝细胞癌患者，总剂量为 40 Gy 或 35 Gy，分 5 次照射，3 年的局部控制率和总生存率分别为 91% 和 70%，换算为生物有效剂量（BED）＞ 80 Gy。由此建议，在肝及周围脏器可耐受的前提下，尽量给予较高的照射剂量。

对接受姑息性放疗的肝细胞癌患者，肿瘤的放疗剂量取决于全肝和 / 或周围脏器的放射耐受剂量。肝的放射耐受剂量受患者肝功能情况及每次的分割剂量影响而有所不同，正常肝体积也是影响因素。肝功能为 Child–Pugh A 级者，三维适形放疗时，常规分割放疗全肝耐受剂量为 28 ~ 30 Gy，非常规低分割放疗全肝耐受剂量为 23 Gy（每次分割剂量为 4 ~ 8 Gy），或常规分割放疗肝脏耐受量为 30 Gy 的肝脏体积＜ 60%；立体定向放疗时，患者受照射的正常肝体积≥ 700 ml 时，耐受剂量为 15 Gy，分 3 次照射，受照射的正常肝体积≥ 800 ml，耐受剂量为 18 Gy，分 3 次照射。肝功能为 Child–Pugh B 级者，肝脏对射线的耐受剂量明显下降。

由于亚洲肝细胞癌患者常伴有肝硬化和脾功能亢进，导致胃肠道静脉扩张和凝血功能较差，胃肠道的放射耐受剂量低于美国放射治疗肿瘤协作组（RTOG）的推荐剂量。据一项韩国研究报道，123 例肝细胞癌患者接受 45 Gy/25 次的 3D-CRT，23 例（18.7%）出现上消化道出血，经胃镜证实有 13 例（10.6%）为放射线诱发的胃肠道出血。

非立体定向放疗的低分割外放疗，利用线性 – 二次模式（L-Q）模式将其放疗剂量换算为生物等效剂量，有乙型肝炎感染患者的肝细胞 α/β 值（代表细胞自我修复的能力，该值越大则自我修复能力越低）取 8 Gy，肿瘤细胞 α/β 值取 12 ~ 15 Gy，作为剂量换算参考。

（三）正常组织和靶区的勾画

原发性肝细胞癌不仅会浸润周围的肝组织，还会通过淋巴管途径转移。因此，我们把肿瘤靶区视为两部分：一部分是肉眼或影像学上的可见病灶（即 GTV）；另一部分是肉眼或影像学上看不见的病灶，需借助显微镜方能看到，或成为日后复发转移的常见区域，称为亚临床灶，如肿瘤边缘的微浸润灶和有潜在转移危险的淋巴结。放疗科医生把亚临床灶和可见病灶合在一起，统称为 CTV。

肝细胞癌出现淋巴结转移的相当少见，因此 CTV 一般不包括淋巴引流区。对于已经出现淋巴结转移的患者，CTV 应包括其所在的淋巴引流区。其他情况（如局限于肝内、癌栓、肾上腺转移、肺转移等）的 CTV 根据不同的照射技术，在 GTV 的基础上外扩 0 ~ 4 mm。对立体定向放疗，仅将 GTV 作为照射范围，不外扩 CTV，因为立体定向放疗的剂量递减，已经足够消灭 GTV 周围的亚临床灶癌细胞。

肝内病灶的 GTV 勾画必须结合动脉相、静脉相互相参考，MRI 对肝内病灶显示较清楚，PET / CT 可以了解肝外病灶情况，GTV 勾画应尽量参考多种影像学资料。

肝癌放疗靶区设计的一个重要原则是充分利用正常肝组织所具有的强大再生能力。在设计放疗靶区时，尤其是大肝癌，最好能保留部分正常肝组织不受照射，让这部分正常肝组织在大部分肝脏受到照射的情况下帮助肝脏再生。

对肝内不能手术切除的胆管细胞癌，GTV 为肝内的病灶；如果伴有淋巴结转移，则必须包括淋巴引流区；对于没有淋巴结转移的患者，CTV 是否扩大到淋巴引流区，尚无定论。肝内胆管细胞癌的 CTV 是 GTV 外扩 5 ~ 8 mm。

（四）治疗计划的设计与实施

临床上，为了实现治疗目标、制订最佳的治疗方案所实施的一系列操作都属于治疗计划设计的工作范围。对于肝细胞癌，临床医生一旦明确了肿瘤的诊断，确定了治疗的总体目标（如根治、姑息等），设定了治疗所需的剂量（包括肿瘤治疗剂量和正常器官所能耐受的剂量等）后，治疗计划设计的工作内容将包括治疗模式、定位技术、总剂量和剂量分割的选择，各种影像的获取，靶区和正常器官的勾画，照射计划的优化，治疗计划的质量控制等。当然，在治疗计划设计中，这些工作内容并不是各自独立的，很多时候是相互交叉和相互影响的。例如，在肝细胞癌的治疗计划设计中，计划靶体积（PTV）边界的扩放多少需要根据是否使用图像引导来确定，即治疗技术的选择可以影响靶体积的确定。一般来说，治疗计划的设计依然是在计算机的辅助下，通过不断优化治疗机的射束参数，使射线在患者体内获得期望的剂量分布。

目前，在肝细胞癌的放疗临床工作中，可供选择的治疗模式相当多。既可使用光子治疗，又可使用质子治疗、外照射治疗、内照射治疗。光子治疗也有常规治疗模式和体部立体定向治疗模式可选，还有 3D-CRT 模式和 IMRT 模式。而且，光子调强治疗还有固定机架角的静态调强、动态调强，以及容积旋转调强和螺旋断层治疗可选。有的时候，这些治疗模式之间的界限并不是很明确，例如，TOMO 完全可以采用体部立体定向剂量分割模式。虽然某些治疗机构不一定有条件在多种治疗模式中进行选择，但原则上肝细胞癌的放疗具体选用何种治疗模式，应由下列因素决定：肿瘤所需获得的放射剂量、肿瘤的大小和数量、肿瘤和周边正常器官的相对位置、正常器官所能耐受的剂量、肝功能状态等。因此，了解各种常见治疗模式的基本特点，正确地选择合适的治疗模式是准确实施放疗计划设计的前提。

二维放疗已成历史，3D-CRT 已经普及。实践证明，在肝呼吸活动度＜ 1 cm 的情况下，对于不能手术切除的肝细胞癌可以选用 C 型臂加速器调强放疗。TOMO 的优点是适用于多靶区治疗，具有较好的剂量学分布。立体定向放疗主要适用于小肝细胞癌，也有报道称其可用于大肝细胞癌或癌栓。质子、重离子等粒子治疗肝细胞癌已逐步开展，其不良反应小，但目前尚缺少关于疗效比较的临床研究。

理论上说，IGRT 可提高治疗疗效，临床上已经有相关报道。肝细胞癌伴有门静脉和 / 或下腔静脉癌栓的患者接受 IGRT 者的中位生存期为 15.5 个月，而接受 3D-CRT 者为 10.5 个月，P=0.005。韩国也有类似报道，IGRT 可明显提高患者的生存率，并减少放疗次数。

TOMO 最适合多发病灶的肝细胞癌患者。据韩国研究报道，利用 TOMO 治疗同时存在肝内和肝外病灶（肺、肾上腺、软组织转移）的患者，每个病例平均存在 3.5 个病灶，结果显示中位生存期为 12.3 个月，放疗病灶的 1 年局部控制率为 79%，且没有Ⅳ级的不良反应。

立体定向放疗用于小肝细胞癌的治疗，必须满足以下条件：四维 CT 的影像引导或肿瘤追踪系统，非常精确的体位固定，放疗前的个体化图像校正，射线聚焦到肿瘤，以及肿瘤外放疗剂量跌落快。

粒子治疗原发性肝细胞癌已有不少报道。据美国报道，局限于肝内的 76 例肝细胞癌患者（平均最大径 5.5 cm）接受粒子放疗，其 3 年无进展生存率为 60%，无明显不良反应。有人报道 44 例局限于肝内的肝细胞癌，中位最大径 5 cm（1.9 ~ 12.0 cm），放疗 58 Gy/15 次，2 年的总生存率为 63.2%。一篇荟萃分析包括了 70 篇粒子治疗肝细胞癌的临床研究报道，患者的生存率高，不良反应小，但是，目前尚缺乏临床研究支持肝细胞癌粒子治疗较光子治疗有生存优势。

呼吸运动是导致肝肿瘤在放疗过程中出现位移和形变的主要原因，器官运动引起的

CTV 内边界位置变化，称为 ITV。目前，多种技术已用于减少呼吸运动带来的 ITV 变化，这些技术覆盖了肝癌放疗从靶区勾画到治疗评估的各个环节。以照射过程为例，常用技术包括门控技术、实时追踪技术、呼吸控制技术和四维 CT 技术等。利用腹部加压能够简单易行地减少肝的呼吸活动度。腹部加压的部位应该在剑突与脐连线的上半部，可以最大限度地减少肝的呼吸活动度。

（五）放疗的工作流程

1. 制订治疗方案

临床诊断或病理学诊断原发性肝癌（肝细胞癌或肝内胆管细胞癌）后，治疗方案的制订必须明确 5 方面内容：①放疗的指征；②放疗的目的；③靶区的确定；④放疗的剂量；⑤放疗的技术。必须和患者或家属沟通，告知放疗可能出现的不良反应，以及如何预防不良反应的发生。

2. 体位固定、模拟定位和 CT

由医生、物理师、技术员共同为患者选择放疗的合适体位，决定用什么样的体模，是否腹部加压以减轻呼吸运动幅度，是否用四维 CT 确定 ITV，确定 CT 检查的范围和每层的厚度。如果需要 CT 增强扫描，需要患者或家属签署知情同意书。

3. 影像学资料初步处理和靶区确定

技术员通过内网把扫描的影像资料送达治疗计划系统，剂量师勾画正常组织，医生负责勾画 GTV，并确定 CTV。如果采用四维 CT 检查，还需要确定 ITV 范围。有时候肝内病灶 CT 检查显示不够清晰，需要用 MRI 或 PET/CT（针对肝外病灶）进行图像融合。医生根据放射靶区周围重要器官，确定靶区的处方剂量和危及器官的限制剂量，然后交由物理师设计治疗计划。

4. 放疗计划的设计和评估优化

物理师根据医生要求的条件操作计划系统。如达不到条件，需与医生探讨，更改计划，或改用更高级的放疗技术，如从 3D-CRT 改为 IMRT，或用 TOMO 等技术。应反复优化治疗方案，使得靶区剂量达到要求，危及器官的放射剂量在可耐受范围内。

5. 放疗验证

治疗计划系统制订的计划必须在放疗前采用加速器进行以下 3 项验证。

（1）放疗中心的验证

在模拟机下找出对应的体表标志，作为放疗定位依据。

（2）靶区验证

利用拍摄的 X 线片核对中心位置，核对每个靶区的形状、入射角及大小是否正确，摆位误差应＜ 2 mm。

（3）剂量验证

用仿真的人体模型比较实体内所接受的射线剂量与计划剂量是否一致。

6. 放疗的实施

医生、物理师共同将确定的治疗计划交由操作加速器的技术员，技术员根据放疗计划系统传输的各种参数，如放疗剂量、机架角度、多叶光栅大小、楔形板角度、源轴距等进行校对，为患者取正确的体位并固定，第一次拍摄靶区 X 线验证片，准确定位后开始放疗，之后定期拍摄 X 线验证片。如果是 IGRT，则需在线纠正。

以上工作流程，从扫描采集图像到放疗实施，一般需要 2 ~ 3 天，必须让医生有足够的时间制订放疗计划，才能获得好的放疗效果。

（六）放疗前的准备

原发性肝癌放疗前必须诊断明确，包括病理学诊断和临床诊断，在这些前提下需要做以下准备。

1. 完善影像学资料

放疗前必须明确肿瘤的位置和个数，才能确定目标。目前 MRI 检查是诊断肝癌最好的影像学手段。对可疑存在肝外转移者，建议做 PET/CT 检查。

2. 完善实验室检查

放疗前必须明确肝功能情况，只有肝功能在正常范围的患者，才能耐受放疗。血常规除了能了解患者的骨髓再生功能，还可以反映肝硬化的程度。肝硬化程度高的患者，常伴有脾功能亢进，也可出现全血细胞下降。另外，凝血酶原时间是肝功能的评估指标之一，放疗前必须检测这个参数。原发性肝癌常伴有病毒性肝炎，所以，乙型肝炎两对半、HBV-DNA 和丙型肝炎病毒指标也需要检测。如存在病毒复制，需要抗病毒治疗。肿瘤标志物除了 AFP，还有 CEA 和 CA19-9 需要检测，以鉴别是否为转移性或胆管来源的肝癌。

3. CT 模拟定位前的准备

必须了解患者是否有造影剂过敏史；注射造影剂之前，必须签署知情同意书。

（七）定位与固定技术

原发性肝癌患者放疗时取仰卧位，双手交叉放置于额头或双臂置于翼形板臂托上。一般而言，患者最舒适的体位往往是最易重复和最容易摆位的体位。固定装置的使用不仅要求每次摆位能使体位得到重复，还要求在整个分次治疗过程中能保证患者体位不变。随着放疗技术的不断进步，治疗对放疗患者体位固定的要求也变得越来越严格。对于拟行常规放疗技术和 3D-CRT 技术的原发性肝癌患者，负压真空垫和热塑网膜两种固定方法都可以采用，这两种固定方法各有优缺点。单纯使用负压真空垫固定，在摆位方面较为便捷，且舒适性优于热塑网膜，但总体摆位精度不如热塑网膜。若将两种固定方法联合起来使用，其固定效果更佳。对于静态调强技术、容积调强技术、TOMO 技术，以及其他特殊照射技术，在体位固定方法选择上则更为关键，特别是对肝内肿瘤行立体定向照射时，每次治疗前均应使用图像引导技术，对患者的分次间摆位误差进行纠正。所以在固定装置的选择上，应充分考虑患者分次内的摆位误差，同时也要兼顾选择的固定装置是否带有呼吸控制器（呼吸板或呼吸带），或者是否可以与其他呼吸干预装置进行兼容。目前，国内外诸多体部立体定向框架装置需结合负压真空垫使用，在增加患者舒适性的同时，也可以对患者进行腹部加压，从而提高患者分次间和分次内的摆位精度，也可有效控制肝内肿瘤的呼吸运动幅度，减少肝内肿瘤放疗时的 ITV。

在 CT 定位扫描前，给患者身体扫描区的左、右、前侧皮肤表面预设参考点，并进行体表标记，在 3 个标记中心放置 CT 可成像定位铅珠。参考点应尽量选择在靠近肿瘤、皮下脂肪相对较少、受呼吸运动和胃肠充盈影响较小的体表区域。对于肝内肿瘤患者，剑突区域为比较理想的参考点区域。如果患者使用热塑网膜进行体位固定，参考点则标记于上述体表区域相对应的热塑网膜上。按照治疗计划的要求，对相应的部位进行增强扫描，扫描范围应比诊断性 CT 检查的范围要大。建议肿瘤区域层厚最好为 3 mm。有条件的单位可对患者进行四维 CT 检查，依据四维 CT 图像来确定肝内肿瘤的呼吸运动幅度，从而确定肝内肿瘤放疗时的内靶区。但四维 CT 定位扫描进行静脉增强的可行性，目前仍存在争议。尽管有学者探索出一种四维 CT 增强扫描程序，但实践证实增强效果并不理想。由于肝内肿瘤尤其是小肝细胞癌，在 CT 图像上的病灶边界可辨识度不足，而 MRI 技术则弥补了这一缺陷，故 CT 和 MRI 图像融合已被广泛应用于肝内肿瘤外照射中勾画 GTV。但需要强调的是，两幅图像融合应尽量采用同机融合，即 CT 定位扫描和 MRI 图像采集时患者应尽可能取同一固定体位。CT 定位扫描前可在肿瘤周围正常肝组织内植入多枚金属标记物，用于后续治疗中的复位、肿瘤呼吸运动度的评估、肿瘤的实时追踪以及射线门控。CT 定位扫描结束后将所有的 CT 图像传送至治疗计划工作站。

七、原发性肝癌的综合治疗

（一）放疗与手术的结合

局限于肝内的大肝癌不宜手术切除者，经导管肝动脉化疗栓塞术（TACE）与放疗的综合治疗，使肿瘤缩小或降期，可让部分患者获得手术切除机会，从不能根治转化到可以根治。R2 切除者的外放疗是否有生存获益未见报道。对肝门区的肝内肿瘤，手术切缘＜ 1 cm 者，术后辅助放疗可降低复发率，提高总生存率和无病生存率。对等待肝移植的肝细胞癌患者，放疗可以延缓肿瘤进展或降期，是安全有效的衔接治疗。

（二）放疗与 TACE 的结合

TACE 可以栓塞肿瘤的动脉血供，减少肿瘤负荷，延缓肿瘤的进展。TACE 和外放疗结合，可提高肿瘤控制率和延长患者生存期。荟萃分析显示，TACE 结合外放疗，其 3 年生存率较单纯 TACE 提高 10%～28%。据韩国多中心回顾性分析显示，有 78.4% 接受外放疗的肝细胞癌患者都接受过 TACE。对肝内肿瘤伴有动、静脉瘘的患者，外放疗可使 20% 患者动、静脉瘘消失，从而继续接受 TACE。对伴有肝外转移者，可对肝内病灶进行 TACE，对肝外病灶进行外放疗，以减轻患者症状。有研究显示，对肝内病灶患者进行 TACE 2 周后进行外放疗，可能引起轻度的肝功能异常，常见不良反应事件评价标准（CTCAE）≥ 3 级的肝损伤仅 2.5%。因此，建议行 TACE 2 周后便可以进行外放疗。

（三）放疗与分子靶向药物的结合

据亚太地区临床试验显示，索拉非尼可以延长晚期肝细胞癌患者总生存期约 3 个月，放疗亦能提高肿瘤局部控制率和延长生存期。也有Ⅱ期临床研究显示，索拉非尼联合外放疗，疗效未有提高，而不良反应却增加。因此，肝内病灶放疗联合使用索拉非尼必须谨慎。

（四）放疗与动脉灌注化疗的结合

据韩国 2 个肿瘤治疗中心的回顾性研究，对Ⅲ或Ⅳ期肝细胞癌患者进行配对分析，比较了 106 例经肝动脉灌注 5- 氟尿嘧啶（5-Fu）和顺铂局部化疗结合同步外放疗的患者与 106 例未接受化疗的单纯放疗患者，其中位生存期分别为 11.4 个月和 6.6 个月，两组生存曲线有显著差异（P=0.02）。对中、晚期肝细胞癌患者，外放疗结合 5-Fu 动脉灌注可能有生存获益。

（五）放疗中抗肝炎病毒治疗

据韩国一项研究报道，48 例乙型肝炎病毒感染并发肝细胞癌的患者接受外放疗，16 例放疗前和放疗中服用拉米夫定，32 例未服用抗病毒药物。结果显示，未抗病毒组有 21.9%（7 例）发生乙型肝炎病毒复制，抗病毒组则未发生病毒复制，两组乙型肝炎活动发生率有显著差异。因此，对于 HBV-DNA 阳性的肝癌患者，建议应用核苷类似物（NAs）抗病毒治疗，并优先选择恩替卡韦（ETV）或替诺福韦酯（TDF）治疗，防止乙型肝炎病毒复制活跃。

（六）关于胆管细胞癌的综合治疗

尽管目前肝内胆管细胞癌尚缺少化疗或介入治疗的高级别循证医学证据，根据历史资料，化疗或介入栓塞化疗可延长患者的生存期。化疗或介入治疗结合外放疗也缺少高级别循证医学证据，但就目前的报道，采用化疗结合外放疗的患者生存期可能最长。化疗药物可为放疗增敏，也可减少肿瘤远处转移，值得我们进一步研究。

八、随访

肝细胞癌放疗后随访，应该注意观察：①受照射肿瘤的局部控制情况；②正常肝组织的不良反应，并给予及时处理；③放疗靶区外的肿瘤进展情况。放疗后1.5个月随访一次，以后每隔3个月随访一次；2年后，原发灶和转移灶都控制良好的情况下，每半年随访一次。

（一）影像学的变化

1. 肿瘤的变化

放疗过程中和放疗结束时肿瘤体积多保持稳定，较少出现肿瘤缩小。介入治疗后，碘油沉积，肿瘤存活体积难以确定。一般在放疗结束后6周，才在影像学上见到肿瘤缩小。有研究显示，肝细胞癌立体定向放疗后第3、6、9和12个月随访，肿瘤坏死比例分别为59%、69%、81%和92%，但肿瘤体积缩小不明显；以实体瘤的疗效评价标准（RECIST）评价放疗效果，放疗后12个月完全缓解者为15%，以欧洲肝病学会（EASL）标准评价，完全坏死者为50%；RECIST标准评价9例部分缓解、1例稳定的患者，以EASL标准评价则为完全缓解，明显的坏死出现在放疗结束后9个月。因此，肝细胞癌立体定向放疗的疗效评价，按EASL标准要优于按RECIST标准。

为排除肝外转移，有条件者可以推荐全身PET/CT检查。

2. 正常组织的变化

放疗后早期，病灶旁正常肝组织CT和MRI检查T1加权影像表现为低密度改变（平扫、动脉相、静脉相）；病理表现为肝血窦内血流变慢，红细胞淤积在肝血窦内。加之水肿、脂肪浸润，即使增强扫描，也呈现明显的延迟性强化。

（二）实验室检查

放疗前、后必须完成血常规、血生化、凝血酶原时间等检验。如果肿瘤标志物（AFP、CA19-9、CEA）升高，也必须随访这些指标。HBV-DNA在放疗前必查，放疗后视情况而定；放疗前升高者，口服抗病毒药物治疗后需要进行监测，每月复查1次。

第二节 胰腺癌

一、概述

（一）病因

胰腺癌发病相关因素包括：①年龄，45 岁后发病率升高；②性别，男性发病率较女性高；③种族，黑种人发病率较其他种族高；④其他危险因素包括慢性胰腺炎、饮酒、吸烟、肥胖、糖尿病及胰腺癌家族史等，还有 5% ~ 10% 胰腺癌新发病例中存在乳腺癌相关基因（BRCA1/2）、多重肿瘤抑制基因（CDKN2A）及丝氨酸蛋白酶 1（PRSS1）胚系基因突变。

（二）相关解剖及邻近器官

胰腺位于上腹部后腹膜间隙，平第 1 ~ 2 腰椎水平，分为头（包括钩突）、颈、体、尾 4 个部分，相邻器官包括胃、十二指肠、空肠、肾、脾等。胰腺钩突包绕肠系膜上动脉、静脉，胰腺头部深面为下腔静脉及肾静脉，胰腺颈部深面有肠系膜上动脉、肠系膜上静脉及门静脉，体尾部深面有腹主动脉，体尾部上缘为脾动、静脉。胰腺癌极易侵犯这些血管，使肿瘤难以切除。

（三）病理

约 90% 的胰腺癌为腺癌，胰头癌较多见，占 60% ~ 70%，其他病理类型包括胰岛细胞肿瘤、囊腺癌、腺鳞癌、黏液腺癌等。90% 胰腺肿瘤中有 K–ras 基因激活，另有 4 种抑癌基因（CDKN2A、p53、DPC4 和 BRCA2）与胰腺癌相关。

（四）胰腺癌的扩散与转移

胰腺区域淋巴引流至胰十二指肠上、下淋巴结，肝门淋巴结，腹腔干淋巴结和肠系膜上淋巴结。由于肿瘤向后蔓延，腹主动脉旁淋巴结容易受侵。主要静脉引流沿门静脉系统进入肝脏，故远处转移以肝最为常见。

二、临床表现

胰腺癌早期症状不典型，常伴有上腹部不适或隐痛，易被误认为胃肠道疾病；待肿瘤侵及或压迫胆道引起黄疸，或压迫周围组织引起腰背部疼痛时已为晚期。胰头癌多表现为脂肪泻、体重减轻和黄疸，胰体尾部癌多表现为疼痛和体重减轻。远处淋巴结转移最常见的为左锁骨上淋巴结，腹膜转移可出现腹水，侵犯腹腔神经丛或肠系膜上神经丛可引起顽固性剧烈腰背部疼痛。

三、诊断、分期与治疗原则

（一）诊断

胰腺癌的诊断最好使用增强腹部 CT 和 / 或 MRI 对胰腺进行薄层扫描，同时结合超声内镜；若患者伴有黄疸，可行经内镜逆行胰胆管造影（ERCP）。此外，PET/CT 等影像检查也常使用。CA19–9 是筛查胰腺癌的重要肿瘤标志物，与肿瘤活性相关。

胰腺癌的 TNM 分期在发表的研究中很少使用，临床上依据术前肿瘤与相邻血管的关系、切缘情况、有无远处转移等，将胰腺癌分为可切除、不可切除（局部晚期或远处转移）和临界可切除 3 种。

（二）分期

胰腺癌 TNM 分期如下。

1.T

T_x：原发肿瘤无法评估。

T_0：无原发肿瘤证据。

T_{is}：原位癌（包括高级别导管上皮内癌变，导管内乳头状黏液性肿瘤伴重度异型增生，导管内管状乳头状肿瘤伴重度异型增生，黏液性囊性肿瘤伴有重度异型增生）。

T_1：T_{1a}——肿瘤最大径≤ 0.5 cm，肿瘤局限在胰腺。

T_{1b}—— 0.5 cm <肿瘤最大径< 1 cm，肿瘤局限在胰腺。

T_{1c}—— 1 cm ≤肿瘤最大径≤ 2 cm，肿瘤局限在胰腺。

T_2：2 cm <肿瘤最大径≤ 4 cm。

T_3：肿瘤最大径> 4 cm。

T_4：肿瘤侵及腹腔动脉、肠系膜上动脉和 / 或肝总动脉，无论肿瘤大小。

2.N

N_x：区域淋巴结不能评价。

N_0：无区域淋巴结转移。

N_1：1 ~ 3 个区域淋巴结转移。

N_2：4 个以上区域淋巴结转移。

3.M

M_0：无远处转移。

M_1：有远处转移。

4. 临床分期

胰腺癌临床分期见表 3–2。

表 3-2　胰腺癌临床分期

分期	T	N	M
0 期	T_{is}	N_0	M_0
Ⅰ A 期	T_1	N_0	M_0
Ⅰ B 期	T_2	N_0	M_0
Ⅱ A 期	T_3	N_0	M_0
Ⅱ B 期	$T_{1\sim3}$	N_1	M_0
Ⅲ期	$T_{1\sim3}$	N_2	M_0
	T_4	任意 N	M_0
Ⅳ期	任意 T	任意 N	M_1

（三）治疗原则

1. 手术

根治性切除即 R0 切除。目前多建议以距切缘≤ 1 mm 处有无肿瘤细胞浸润作为判断 R0 或 R1 切除的标准：距切缘≤ 1 mm 无肿瘤细胞浸润为 R0 切除，如有肿瘤细胞浸润为 R1 切除。R2 切除为肉眼可见残留肿瘤。

手术后胰腺癌分为可切除肿瘤且切缘阴性（R0）及可切除肿瘤且切缘阳性（R1 或 R2）。

仅有 25% 的患者可行手术治疗，即使是可切除的胰腺癌，由于手术后局部复发及远处转移风险高，患者 5 年总生存率仅为 5% ~ 20%。复发部位主要有 3 个：瘤床（局部复发）、腹膜腔和肝脏。术后局部复发率为 50% ~ 86%，主要原因是肿瘤常侵及腹膜后软组织，淋巴结累及率高。由于解剖结构的原因限制了向后切除的范围（肠系膜上动静脉、门静脉和下腔静脉），无法对腹膜后软组织进行广泛切除，术后镜下残留的发生概率很高（38%）。最近一项胰腺癌患者尸检报告支持了原发肿瘤控制在胰腺癌治疗中的重要性，即 30% 的患者死于局部进展肿瘤且无远处转移迹象，由此提醒放疗在原发肿瘤局部控制中的重要作用。对于局部晚期或远处转移胰腺癌患者，死亡原因通常为局部肿瘤侵犯引起胆道梗阻或肝转移导致的肝衰竭。

2. 胰腺癌不能手术切除的因素

广泛的胰周淋巴结浸润和 / 或远处转移，肠系膜上静脉或肠系膜上静脉与门静脉汇合处包绕或闭塞，或直接侵犯肠系膜上动脉、下腔静脉、主动脉或腹腔干，是胰腺癌不能手术切除的重要原因。

3. NCCN 指南推荐的胰腺癌治疗原则

胰腺癌的标准手术方式为胰十二指肠切除术，手术切除仍是治愈胰腺癌唯一的方式。可切除患者应尽早手术，术后辅助治疗。对于临界可切除和选择性切除患者可行术前新辅助治疗，争取提高根治性 R0 切除的概率。局部晚期不可切除的患者，如果一般情况好，可行化疗或同步放化疗。有转移的患者一般情况好也可以进行化疗或化疗合并原发或转移部位的放疗。针对存在胆道梗阻、胃出口梗阻、严重腰背部疼痛或其他肿瘤相关表现的进展期胰腺癌患者推荐姑息治疗。化疗方案以 5-Fu、吉西他滨等药物为主，新的化疗药物有白蛋白紫杉醇等。

4. 放疗适应证

术前新辅助放疗适用于可切除、临界可切除、局部晚期不可切除者；术后辅助放疗适用于可切除者；姑息性放疗适用于复发者。如果患者存在胆道梗阻（黄疸或总胆红素升高），应在放疗前放置塑料或金属支架引流。如果 ERCP 支架置入失败，也可以考虑经皮穿刺引流。

一般要求患者直接胆红素和转氨酶的值基本正常后才能进行放疗。放疗一般与化疗同步进行，但姑息性放疗可以作为单一手段。放疗用于胰腺癌的新辅助或辅助治疗，主要用于局部进展不可切除或转移的患者。在开始放化疗前需评估患者对药物的血液学毒性和非血液学毒性的承受能力。

四、局部晚期胰腺癌的放疗

（一）放疗作用与地位

局部晚期胰腺癌患者的预后介于可切除和远处转移之间，这些患者被定义为无法手术切除但无远处转移。对于一般情况良好的不可切除的局部晚期胰腺癌患者，采用同步放化疗或诱导化疗有效后再行放疗，可缓解患者症状并延长中位生存时间 9 ~ 13 个月（仅行姑息性胃或胆汁分流的患者，生存时间只有 3 ~ 6 个月）。对于伴有梗阻、压迫或疼痛症状的转移性胰腺癌，放疗还能改善患者的生活质量。局部晚期胰腺癌的治疗措施包括外照射联合化疗或靶向治疗、术中放疗等。

1981 年，美国胃肠肿瘤研究组（GITSG）报道的一项Ⅲ期随机对照试验，奠定了同步放化疗治疗胰腺癌的地位。该试验中有 194 例局部晚期胰腺癌患者被随机分入单独放疗组（60 Gy）和放疗同步 5-Fu 化疗组（60 Gy/40 Gy），结果发现同步放化疗组的总生存期更长。

ECOG4201 试验中比较单药吉西他滨化疗与吉西他滨同步放疗联合巩固化疗预后的情况，发现同步放化疗组的中位生存时间较单药化疗组明显延长（11.1 个月对比 9.2 个月，P=0.017），而且同步放化疗组拥有更好的局部控制率（68% 对比 35%），局部进展的患者比例更少（6% 对比 16%）。

然而，美国临床肿瘤学会（ASCO）年会上发布了 LAP-07 研究的初步结果：269 例局部进展期胰腺癌患者在接受为期 4 个月的化疗后，被随机分为继续化疗组和放化疗组，对两组患者的总体生存时间进行了比较，差异无统计学意义。因此，放化疗能否使不可切除的局部晚期胰腺癌患者获益，仍需大量临床研究结果进一步证实。

局部晚期胰腺癌放疗范围包括肿瘤及高危淋巴结区域，关于局部晚期胰腺癌的放疗剂量，目前尚未达成共识。肿瘤解剖位置特殊，受周围胃、肝、肾、小肠、脊髓等正常组织的限制。目前的研究中，局部进展期胰腺癌放疗处方剂量多为 50.4 ~ 54.0 Gy，每周 5 次，单次剂量 1.8 ~ 2.0 Gy。采用新的 IMRT 合并呼吸控制和图像引导等技术，光子放疗剂量可以在 60 Gy 以上，放化疗导致的 3 ~ 4 级不良反应发生率降低为 5% ~ 10%。随着放疗技术的进步，体部立体定向放疗（SBRT）和大分割放疗靶区同步加量技术的应用，光子放疗对肿瘤局部大体靶区的生物等效剂量可以达 100 Gy 及以上，周围的剂量也在胃肠道可以耐受的范围之内。

在过去几十年中，局部晚期胰腺癌经过放化疗联合治疗，中位生存期得到一定提高，但未明显改善总生存期，但放疗可很好地控制晚期胰腺癌腹痛或骨转移造成的疼痛，提高患者生活质量。

（二）SBRT

SBRT 以分次剂量高和治疗次数少为特点，使射线集中于靶区，周围正常组织剂量下降十分显著，可以较好地保护靶区周围正常组织，具有明显的放射生物学优势，是目前研究的热点。SBRT 可增加局部晚期胰腺癌的局部照射剂量，提高局部控制率，改善疾病转归，提高患者生活质量，缩短治疗时间。相对于常规放疗，胰腺癌 SBRT 在肿瘤局部控制方面已获得理想的结果，并且急性和远期不良反应都明显减轻。SBRT 可作为不可切除胰腺癌的根治性治疗，可切除肿瘤的新辅助治疗、辅助治疗，以及复发后姑息治疗的手段。胰腺作为上腹部器官，其位置受呼吸影响，一般来说胸廓扩张度为 2 ~ 3 cm。因此，在胰腺癌 SBRT 中采用四维 CT、呼吸门控、腹部加压等技术对呼吸进行管理和控制十分重要。

一篇综述总结了 19 项局部晚期胰腺癌 SBRT 的临床研究，1 009 例患者的 1 年总生存率为 51.6%，中位总生存期为 17 个月，1 年的局部控制率为 72%，发生严重不良反应者 < 10%，局部控制效果与 SBRT 的剂量和分割次数有关。SBRT 的剂量通常为 18 ~ 50 Gy，分 1 ~ 8 次照射，使用四维 CT 进行呼吸管理和图像引导，考虑摆位误差，PTV 为 GTV 基础上外扩 2 ~ 5 mm，95% 剂量线包绕 PTV。

最早的数据来自 Stanford 小组报道的局部晚期胰腺癌 SBRT 治疗结果，他们对局部晚期胰腺癌患者进行单次 25 Gy 的放疗，不进行化疗，治疗后 1 年局部控制率为 100%，中位生存期为 11 个月。约 33% 患者出现 1 ~ 2 级不良反应，但无 3 级不良反应。单次大剂量的 SBRT 虽然获得了良好的局部控制率，但胃肠道的远期不良反应也增加。因此，有人试图通过适当增加照射次数，同时降低单次照射剂量来减轻毒性反应。Mahadevan 等对 36 例局部晚期胰腺癌患者在吉西他滨化疗后进行 SBRT 照射，剂量为 24 ~ 36 Gy，分 3 次照射；随访时间 24 个月（12 ~ 33 个月），局部控制率为 78%，中位生存时间为 14.3 个月。只有 25% 的患者出现 2 级不良反应，8% 的患者出现 3 级不良反应，其中 2 例患者出现晚期不良反应，表现为消化道出血。随后又有 39 例局部晚期胰腺癌患者在 2 个周期吉西他滨诱导化疗后接受相同分割方案的 SBRT 治疗。治疗的结果：1 年局部控制率为 85%，中位生存时间为 20 个月，3 级晚期不良反应（肠梗阻和消化道出血）只占 9%。

一项约翰·霍普金斯医院、斯隆 – 凯特琳癌症中心和斯坦福大学参与的多中心Ⅱ期前瞻性临床试验的结果比较有说服力。这个试验要求勾画胰腺、控制器官的运动、规定危及器官的剂量限值，而且在治疗前对治疗计划进行统一的评估。共 49 例患者在吉西他滨化疗后进行了剂量为 33 Gy、共 5 次照射的 SBRT 治疗，结果 1 年的无局部进展生存率为 78%，中位生存时间为 13.9 个月。只有 2% 的患者出现 2 级及以上的急性不良反应，11% 的患者出现 2 级及以上的晚期不良反应。

SBRT 技术近年来已越来越多地应用于临床，治疗局部晚期胰腺癌可以获得高于常规放疗的局部控制率，同时不良反应也可接受，结果较为理想。

（三）同步加量调强大分割放疗

大分割放疗技术的应用，打破了以往胰腺癌对放疗敏感性差的认识，肿瘤局部单次剂量加大，对肿瘤组织的杀伤作用增强，目前主要应用于局部晚期胰腺癌的临床试验，其疗效有待进一步研究证实。

（四）诱导化疗后巩固放疗

诱导化疗可以降低肿瘤远处转移的发生率，同时缩小肿瘤体积，增大放疗治疗率。最近很多临床试验采用诱导化疗加同步放化疗治疗局部晚期胰腺癌，获得很好的生存优势。Leone 等研究了 39 例患者，其中 24 例局部晚期胰腺癌患者接受吉西他滨和奥沙利铂诱导化疗，无进展的患者继续给予吉西他滨同步放疗。结果显示，患者的平均无进展生存期为 9.1 个月，中位总生存期为 13.3 个月。Kim 等对 37 例局部晚期胰腺癌患者给予吉西他滨加顺铂诱导化疗 3 个周期后，对无进展的 31 例患者给予放疗（中位剂量 50.4 Gy）同步卡培他滨化疗，其中 18 例完成治疗的患者对比另外 13 例没有完成治疗的患者，生存期明显延长了（19.4 个月对比 9.2 个月，P=0.001）。诱导化疗后同步放化疗可延长患者的生存期，有最大程度抑制胰腺癌远处转移的潜能，但同时也增加了治疗期间的不良反应。

1 018 例局部晚期胰腺癌患者接受诱导化疗后巩固化放疗（CCRT）与 954 例仅接受化疗的患者对比，CCRT 组 1 年生存率并未显著提高（58% 对比 52%）。持续 3 个月的诱导化疗（ICT）后行 CCRT，与单纯的化疗相比，可明显改善局部晚期胰腺癌患者的生存率（65% 对比 52%）。

新的化疗或靶向药物，以及 SBRT、质子与重离子等先进技术和 MRI 图像引导、呼吸门控等技术的使用，可以提高外照射剂量，在更精确地杀灭肿瘤细胞的同时更好地保护正常组织，从而达到提高局部控制率、延长中位生存期的效果。

五、术后辅助放疗

（一）术后辅助放疗的地位

胰腺癌切除术后局部复发率为50%～86%，切缘阳性或淋巴结转移可使复发率增加到90%，远处转移率为40%～90%，最常见的为肝和/或腹膜转移。虽然辅助化疗可明显提高胰腺癌术后患者的总生存期，但放疗的地位多年来尚有争议。美国和欧洲国家的观点并不一致。美国开展的临床研究（GITSG和ECOG4201试验）结果显示，联合放化疗可延长患者的总体生存时间并改善生命质量。但欧洲国家的前瞻性研究（ESPAC-1和RTOG9704试验）结果并未证实联合放化疗可延长胰腺癌患者术后的生存时间。相反，在ESPAC-1研究中，联合放化疗是患者预后不良的主要因素之一。然而，许多美国学者对研究的设计提出了质疑，认为相关研究存在分割放疗、放疗剂量不足、手术切缘评估不精确等问题。Moody等通过分析美国国家癌症研究所监测，流行病学和最终结果数据库（SEER）中3 252例胰腺癌术后患者的临床资料显示，联合放化疗可显著改善ⅡB期（$T_{1\sim3}N_1$病变）胰腺癌患者的生存时间，使死亡风险下降30%，并认为对切缘阳性的胰腺癌患者，术后放化疗可以延长其生存时间。因此，胰腺癌术后患者是否需要进行放疗，应依据患者具体情况而定，制订个体化的治疗策略。遗憾的是，由于胰腺癌患者预后差，前瞻性临床研究要在短时间内入组大量病例，并进行分层分析和确定哪些患者可能从联合放化疗中获益，显然难度很大。

一项囊括了15项前瞻性随机对照试验的荟萃分析显示，术后放化疗与单独手术比较，无病生存率（DFS）和总生存期并没有提高。大多数研究在辅助治疗中使用50～54 Gy的剂量（每日1.8～2.0 Gy），较高或较低剂量均与总生存期缩短相关。虽然尚未有明确证据，但低生存率可能与使用陈旧的、更高放射剂量的放射技术引起的治疗相关不良反应有关。随着质子、重离子等放疗技术的革新，以及呼吸门控等技术的使用，相信术后辅助放疗的地位会进一步提高，尤其术后肿瘤切缘不净或肿瘤残存（R1或R2切除）的患者获益更多。

尽管术后是否行联合放化疗尚存争议，但美国NCCN指南建议：如果给予患者局部放疗，宜按推荐方案进行，便于不同机构间比较疗效。放疗剂量为45～54 Gy（每天1.8～2.0 Gy），靶区依据术前CT检查和术中钛夹定位，应包括瘤床和区域淋巴结；同时建议以5-Fu持续静脉滴注，或卡培他滨口服作为放射增敏剂；放疗结束后给予足够疗程的规范化疗。

（二）放疗技术

手术患者应采用钛夹标记肿瘤范围，以备术后外照射。患者在定位及治疗中采用仰卧位，真空垫或体模固定，双手上举，抱肘置于额头。通常使用高能光子线（≥ 6 MV）多靶区、分次外照射技术。

（三）术后放疗靶区

1. 术后 CTV 定义

使残留亚临床肿瘤可以接受最大程度放疗而又不造成正常器官和组织放射剂量过量所包含的区域。

2. RTOG 0848 规定的 CTV

RTOG 0848 规定的 CTV 包括瘤床、门静脉、胰肠吻合口、腹腔动脉、肠系膜上动脉、大血管。具体为：①瘤床（钛夹），根据手术前影像和病理报告资料确定最初的肿瘤位置。钛夹置入的目的是便于勾画术中怀疑肿瘤残留的区域，例如切缘不够的区域、钩突切缘等。②吻合口，即胰肠吻合口（沿着胰腺残端向内侧和前方直到与空肠袢交界处来确定胰肠吻合口）。③腹部淋巴引流区，包括腹腔干、肠系膜、门静脉（包括门静脉走行在下腔静脉前内侧略偏右的部分。自门静脉分叉开始勾画，但不包括门静脉与肠系膜上静脉或脾静脉汇合处）、腹主动脉旁（腹主动脉的范围从腹腔干、门静脉或者胰肠吻合口处最靠近头侧开始勾画到第 2 腰椎椎体的底部。如果肿瘤轮廓超过第 2 腰椎椎体的底部时，腹主动脉的轮廓勾画需延长至第 3 腰椎椎体的底部并包含手术前肿瘤所在区域）。

3. 感兴趣区域外扩

是指在腹腔干、肠系膜上动脉和门静脉等感兴趣区域的各个方向上外扩 1.0 ~ 1.5 cm。例如，胰肠吻合口处在各个方向上应外扩 0.5 ~ 1.0 cm；划定的钛夹在各个方向上应外扩 0.5 ~ 1.0 cm 或无须外扩；腹主动脉的感兴趣区域应不对称性外扩，包括椎前淋巴结区域，从胰肠吻合口、门静脉或腹腔动脉（取其中位置最靠上者）的顶部，到第 2 腰椎椎体底部（肿瘤位置比较靠下者，到第 3 腰椎）。具体为：向右方外扩 2.0 ~ 2.5 cm，向左方外扩 1.0 cm，向前方外扩 2.0 ~ 2.5 cm，向后方外扩 0.2 cm（接近椎体前缘）。

4. CTV 范围

CTV 应根据上述感兴趣区域或感兴趣区域外扩（腹腔动脉、肠系膜上动脉、门静脉、GTV、胰肠吻合口、肝胆管空肠吻合口、钛夹等）的边界来创建。后边界应沿着椎体前方的轮廓走行，实际上包含椎体前缘的骨实质宽度宜＜ 0.1 cm。如果胰肠吻合口不能被确定，可不参考胰肠吻合口生成 CTV。如果外科医生实施了胰 – 胃吻合术，则胰 – 胃吻合口不必包含在 CTV 范围内。如果外扩后 CTV 突入了剂量限制性正常器官（如肝或胃），应调整 CTV 的轮廓贴近相关结构（或可接触到相关结构的边缘）。

外扩 1：在门静脉、胰肠吻合口、腹腔动脉、肠系膜上动脉的基础上，向各方向外扩 1.0 cm。

外扩 2：在大血管的基础上，向右方外扩 2.0 ~ 2.5 cm，向左方外扩 1.0 cm，向前方外扩 2.0 ~ 2.5 cm，向后方外扩 0.2 cm。

CTV：外扩 1 和外扩 2 的边界运用布尔运算规则相加获得 CTV（确认 CTV 包括瘤床和钛夹）。

5. PTV

在 CTV 的基础上外扩 0.5 cm。

6. 高危淋巴结区的勾画

对于胰头病变，主要淋巴结引流区包括胰十二指肠、肝门、腹腔和胰上淋巴结，胰头癌可侵及十二指肠内侧壁，因此，整个十二指肠环及边缘都需包括在照射靶区内。对于胰体或胰尾病变，高危淋巴结区还包括外侧的胰上脾动脉及脾门淋巴结。

（四）放疗剂量

对瘤床、未切除或残留肿瘤，以及高危淋巴结区，应照射 45 ~ 50 Gy（每次 1.8 Gy），未切除或残留肿瘤局部照射加量至 54 ~ 56 Gy。

（五）正常组织限量

正常组织限量：①肾平均剂量＜ 16 Gy；②肝平均剂量＜ 25 Gy；③胃及小肠最大剂量≤ 54 Gy；④脊髓最大剂量≤ 45 Gy。

六、术前新辅助放疗

术前新辅助放疗的作用是通过缩小肿瘤，增加手术切缘阴性率；增加可手术切除肿瘤患者接受放疗的比例；减少胰瘘的发生；降低术中癌肿播散的概率；闭塞瘤体周围小血管，减少术后肿瘤细胞的播散。术前新辅助放化疗主要是针对可切除和潜在可切除肿瘤的患者。由于肿瘤与周围血管关系密切，可能切除的胰腺癌患者若直接进行手术，则 R1 或 R2 切除的风险较高；新辅助治疗可以使肿瘤降期，提高手术质量，降低淋巴结转移率，减少区域淋巴结转移的负荷，以减少局部和区域复发。因此，国内外指南大多推荐患者行新辅助治疗，认为其可能增加 R0 切除的机会。有 80% ~ 85% 的可切除患者在诊断时已有全身转移，新辅助治疗期间有 20% ~ 40% 的患者会出现转移病灶而避免行手术治疗。新辅助治疗不会出现肿瘤细胞氧合低及药物到达病灶少的情况，理论上有较少不良反应和更好疗效。IMRT 技术、SBRT 技术及质子与重离子等先进技术逐渐应用于胰腺癌，在不增加手术风险的情况下，明显减轻术前放疗的不良反应。初步结果显示，患者的局部控制率和生存率获得了明显提高。

Le Scodan 等进行Ⅱ期临床试验（FFCD9704，SFRO）的结果显示，41 例可能切除的胰腺癌患者在接受含有 5-Fu 的同步放化疗后，有 26 例获得了手术机会，其中 21 例达到了 R0 切除，手术患者的 2 年复发率和生存率分别为 4% 和 32%。这提示术前同步放化疗有望提高可能切除的胰腺癌患者的 R0 切除率，延长生存时间，但尚待大样本多中心研究的进一步验证。尽管前期手术仍然是可切除的胰腺癌患者的标准治疗方案，但多项临床试验已证明新辅助放化疗的可行性和较好的预后。该治疗方案的益处主要是可合理选择患者进行手术治疗，所以巨大肿瘤尽最大的努力进行治疗。

相对于可切除胰腺癌，潜在可切除患者更适合接受新辅助治疗。一项系统评估包含 19 项临床研究的荟萃分析显示，潜在可切除和不可切除的患者，经新辅助放化疗联合手术后，1 年生存结果和可切除肿瘤相似，40% 的患者最终可切除。由于可切除与不可切除胰腺癌区分存在困难（受到影像检查、手术水平的限制），潜在可切除的患者术前放化疗可缩小瘤体，新辅助治疗可提高手术切除率。

放疗在胰腺癌辅助治疗中的应用比在新辅助治疗中更多见，虽然以往研究因为胰腺癌远处转移率高而无法体现放疗的作用，近来的研究显示，对于部分患者，放疗可提高局部控制率及 R0 切除率。近年来，质子与重离子等先进放疗技术，以及 MRI 图像引导、呼吸门控等技术在胰腺癌中的使用，可以在更精确地杀灭肿瘤细胞的同时更好地保护正常组织。总之，对于胰腺癌这种易转移的恶性程度高的肿瘤，即便使用新技术，是否能延长总生存期并不清楚，并且放疗的最佳照射技术、放疗剂量、同步化疗的药物仍无确切标准，有待进一步临床研究。

未来研究方向在于胰腺癌的个体化治疗：①根据患者基因突变的类型选择合适的靶向或免疫治疗药物；②探索具有全身性并有放疗增敏的药物或免疫治疗与放疗联合应用；③选择合适的射线、放疗范围及最佳分割方式，以期达到更好的治疗效果，延长患者生存时间。

第三节　胆道系统恶性肿瘤

胆道系统恶性肿瘤是常见的消化系统恶性肿瘤之一，具有恶性度高、进展快、易复发及易转移等特点。其发病率在全球范围内呈逐渐升高的趋势。因其发病隐匿，早期无特异性临床症状与体征，故早期诊断困难，患者就诊时多属中晚期，故预后较差，5 年总生存率仅 5% ~ 19%。胆道系统恶性肿瘤包括胆囊癌及胆管癌，而胆管癌按照部位的不同又分为肝内胆管癌、肝外胆管癌（包括肝门部胆管癌及远端胆管癌）。

一、临床特点与诊断

胆囊癌多发生在胆囊底部，其次为体部和颈部。胆管癌则以肝外胆管癌最为多见。组织学类型以腺癌多见，占 90% 以上，其次为鳞癌、腺鳞癌、未分化癌、类癌、肉瘤等。仅少数早期患者术前能获得正确诊断，主要因为患者临床上缺乏特异性表现，多数被误诊为胆囊炎、胆石症。炎症及结石等慢性持续性刺激是最主要的致病因素。

临床表现主要有右上腹疼痛、消化不良、黄疸及发热等。影像学诊断包括 B 超、CT、MRI 及 PET/CT。B 超检查简单、经济，是普查发现腹部肿瘤的重要手段。CT 在发现淋巴结转移、邻近器官侵犯及远处转移方面优于 B 超。MRI 在分辨肿瘤良恶性方面具有优势。PET/CT 能够分辨肿瘤良恶性、发现淋巴结转移及远处转移。另外，肿瘤标志物 CA19-9、CA50、CA242、CA72-4、CEA 的升高对诊断有一定帮助。细胞学检查可以直接取活检或抽取胆汁查找癌细胞，但阳性率不高。术后病理学检查可以明确诊断，指导分期并为进一步的辅助治疗提供依据。

二、分期

胆道系统恶性肿瘤 TNM 分期如下。

（一）胆囊癌分期

1.T

T_x：原发肿瘤无法评估。

T_0：无原发肿瘤证据。

T_{is}：原位癌。

T_1：T_{1a}——肿瘤侵及固有层。

T_{1b}——肿瘤侵及肌层。

T_2：T_{2a}——腹腔侧肿瘤侵及肌周结缔组织，但未穿透浆膜。

T_{2b}——肝脏侧肿瘤侵及肌周结缔组织，但未进入肝脏。

T_3：穿透浆膜和 / 或直接侵犯肝脏和 / 或一个邻近器官或结构，如胃、十二指肠、结肠、胰腺、网膜或肝外胆管。

T_4：侵及门静脉或肝动脉主干，或两个或更多肝外器官或结构。

2.N

N_x：区域淋巴结不能评估。

N_0：无区域淋巴结转移。

N_1：1 ~ 3 个区域淋巴结转移。

N_2：4 个以上区域淋巴结转移。

3.M

M_0：无远处转移。

M_1：有远处转移。

4. 临床分期

0 期：$T_{is}N_0M_0$。

Ⅰ期：$T_1N_0M_0$。

ⅡA 期：$T_{2a}N_0M_0$。

ⅡB 期：$T_{2b}N_0M_0$。

ⅢA 期：$T_3N_0M_0$。

ⅢB 期：$T_{1\sim3}N_1M_0$。

ⅣA 期：$T_4N_{0\sim1}M_0$。

ⅣB 期：任意 TN_2M_0、任意 T 任意 NM_1。

（二）肝内胆管癌分期

1.T

T_x：原发肿瘤无法评估。

T_0：无原发肿瘤的证据。

T_{is}：原位癌。

T_1：T_{1a}——孤立的肿瘤最大径≤ 5 cm，无血管侵犯。

T_{1b}——孤立的肿瘤最大径> 5 cm，无血管侵犯。

T_2：孤立的肿瘤，有血管侵犯；或者多发的肿瘤，有或无血管侵犯。

T_3：肿瘤穿透脏腹膜，未侵及局部肝外结构。

T_4：直接侵犯局部肝外结构。

2.N

N_x：区域淋巴结不能评价。

N_0：无区域淋巴结转移。

N_1：有区域淋巴结转移。

3.M

M_0：无远处转移。

M_1：有远处转移。

4. 临床分期

0 期：$T_{is}N_0M_0$。

ⅠA 期：$T_{1a}N_0M_0$。

ⅠB 期：$T_{1b}N_0M_0$。

Ⅱ期：$T_2N_0M_0$。

ⅢA 期：$T_3N_0M_0$。

ⅢB 期：$T_4N_0M_0$、任意 TN_1M_0。

Ⅳ期：任意 T 任意 NM_1。

（三）肝门胆管癌分期

1.T

T_x：原发肿瘤无法评估。

T_0：无原发肿瘤的证据。

T_{is}：原位癌。

T_1：肿瘤局限于胆管，可到达肌层或纤维组织。

T_2：T_{2a}——超出胆管壁到达周围脂肪组织。

T_{2b}——浸润邻近的肝脏实质。

T_3：侵及门静脉或肝动脉的一侧分支。

T_4：侵及门静脉或门静脉的两侧属支，或肝总动脉，或双侧的二级胆管，或一侧的二级胆管和对侧的门静脉或肝动脉。

2.N

N_x：区域淋巴结不能评价。

N_0：无区域淋巴结转移。

N_1：1～3 个区域淋巴结转移，包括沿胆囊管、胆总管、肝动脉、胰十二指肠后、门静脉分布的淋巴结。

N_2：4 个以上区域（N_1 中描述的）淋巴结转移。

3.M

M_0：无远处转移。

M_1：有远处转移（区域淋巴结以外的淋巴结转移属于远处转移）。

4. 临床分期

0 期：$T_{is}N_0M_0$。

Ⅰ期：$T_1N_0M_0$。

Ⅱ期：$T_{2a～2b}N_0M_0$。

ⅢA 期：$T_3N_0M_0$。

ⅢB 期：$T_4N_0M_0$。

ⅢC 期：任意 TN_1M_0。

ⅣA 期：任意 TN_2M_0。

ⅣB 期：任意 T 任意 NM_1。

（四）远端胆管瘤分期

1.T

T_x：原发肿瘤无法评估。

T_0：无原发肿瘤的证据。

T_{is}：原位癌。

T_1：肿瘤侵及胆管壁深度< 5 mm。

T_2：肿瘤侵及胆管壁深度 5 ~ 12 mm。

T_3：肿瘤侵及胆管壁深度> 12 mm。

T_4：肿瘤侵及腹腔动脉干、肠系膜上动脉和 / 或常见的肝动脉。

2. N

N_x：区域淋巴结无法评估。

N_0：无区域淋巴结转移。

N_1：1~3 个区域淋巴结转移。

N_2：≥ 4 个区域淋巴结转移。

3. M

M_0：无远处转移。

M_1：有远处转移。

4. 临床分期

0 期：$T_{is}N_0M_0$。

Ⅰ期：$T_1N_0M_0$。

Ⅱ A 期：$T_{1\sim2}N_{0\sim1}M_0$。

Ⅱ B 期：$T_{2\sim3}N_{0\sim1}M_0$。

Ⅲ A 期：$T_{1\sim3}N_2M_0$。

Ⅲ B 期：$T_4N_{0\sim2}M_0$。

Ⅳ期：任意 T 任意 NM_1。

三、治疗

（一）手术治疗

对于 T_{1a} 病变的胆囊癌患者，单纯的胆囊切除术就能够取得接近 100% 的长期生存。但对于 T_{1b} 及以上病变的患者来说，完整的胆囊癌根治术是必需的，比单纯的胆囊切除术可明显提高生存率。完整的胆囊癌根治术包括胆囊切除、周边部分肝脏切除及区域淋巴结清扫，并获得阴性切缘（R0），这也是唯一有望根治的治疗方法。肝门区淋巴结（肝门胆管癌）和胰头周围淋巴结（肝外胆管癌）的清扫应被包括在标准的根治术中。对于肝内胆管癌来说，R0 切除可明显延长总生存期，降低复发率。而对于 R0 切除的患者，足够的手术切缘尤为重要，切缘＞ 5 mm 是影响总生存期的独立预后因素。术后切缘状态和淋巴结转移情况是肝门及肝外胆管癌的独立预后因素。

（二）术后辅助治疗的价值

完整的手术切除是最有效的治疗方式，也是唯一有治愈可能的治疗方式。但是，单纯手术切除之后仍有多数的患者出现局部复发和 / 或远处转移，理论上说患者有必要进行胆囊癌及胆管癌术后辅助治疗。

一些回顾性研究报道了单纯手术后的复发案例，包括手术区域复发、区域淋巴结转移及远处转移规律。Jarnagin 等回顾性分析了 177 例胆道系统肿瘤手术后局部复发及转移情况，97 例胆囊癌及 80 例胆管癌均行根治性手术。在中位 24 个月的随访期内，有 68% 的胆管癌患者及 66% 的胆囊癌患者出现局部复发及远处转移。另外一项回顾性研究中包括 166 例胆囊癌根治术后患者，其术后局部复发率及远处转移率分别为 49% 及 51%。Aoba 等回顾性分析了 320 例胆管癌术后患者，发现术后有 46% 出现区域淋巴结复发。另一项研究中包括 48 例胆囊癌术后患者，有 50% 出现区域淋巴结复发。局部复发和远处转移是胆道系统肿瘤最常见的死亡原因。

为了证实术后辅助性化疗的作用，一项多中心Ⅲ期临床研究比较了术后丝裂霉素（MMC）+5–Fu 方案化疗的作用，共有 118 例胆管癌及 112 例胆囊癌入组。结果显示，对于胆管癌患者，术后化疗未能获得生存获益；但对于胆囊癌患者来说，术后化疗能够明显提高 5 年总生存期（26.0% 对比 14.4%，P=0.04）和 5 年无病生存期（20.3% 对比 11.6%，P=0.02）。由于缺乏大型临床随机对照研究资料，目前临床上应用的化疗方案均为借鉴其他消化道系统肿瘤的化疗方案，包括 5–Fu、吉西他滨、卡培他滨和奥沙利铂等药物的联合化疗方案。

迄今为止，尚无Ⅲ期临床研究证实辅助性放化疗的价值及恰当的辅助治疗方案。为数不多的Ⅱ期临床研究及回顾性分析评估了胆囊癌及胆管癌术后辅助性放化疗的疗效。最大样本量的一项回顾性研究分析了 SEER 数据库 1973—2002 年的 10 301 例胆囊癌根治术后患者，其中 13% 的患者进行了放疗，结果显示≥ T_3 期和 / 或产生淋巴结转移期（N+ 期）的患者可以从放疗中获益。同样一项来自 SEER 数据库的回顾性分析，分析了 1 799 例胆囊癌根治术后患者，结果提示术后辅助放疗能够明显提高生存率。一项回顾性研究分析了 SEER 数据库 1988—2003 年共 4 180 例胆囊癌根治术后患者，总的中位生存期为 10 个月，其中 18% 的患者进行了放疗，术后辅助性放疗组患者中位生存期为 15 个月，无辅助性放疗组患者中位生存期为 8 个月，两者差异有统计学意义（P=0.0001），并且通过统计学模型预测≥ T_2 期和 / 或 N+ 期患者可以从放疗中获益。类似的一项回顾性研究得到了同样的结果，并进一步提示 $T_{2\sim3}N_0$ 期患者获益较小，而≥ T_4 期和 / 或 N+ 期患者获益较大。

美国西南肿瘤协作组（SWOG）S0809研究最近发表了一项前瞻性的Ⅱ期临床研究结果，入组条件为胆囊及肝外胆管癌根治术后，≥ T_2 期或N+期，或R1切除患者。治疗方案为先行吉西他滨（1 000 mg/m^2，第1、8天）+卡培他滨（1 500 mg/m^2，第1～14天）化疗4个周期，后行放疗同步卡培他滨化疗（1 330 mg/m^2，每天）。共入组79例患者（R0组n=54；R1组n=25），其中肝外胆管癌54例，胆囊癌25例。结果显示，对所有患者来说，2年总生存率为65%，亚组分析R0患者的2年生存率为67%，R1切除患者的2年生存率为60%。总的中位生存期为35个月，R0切除患者为34个月，R1切除患者为35个月。3级和4级不良反应发生率分别为52%和11%，最常见的3～4级不良反应为中性粒细胞减少症（44%）、手足综合征（11%）、腹泻（8%）、淋巴细胞减少症（8%）、白细胞减少症（6%），1例患者死于消化道出血。

总之，对可切除的胆囊癌及胆管癌患者，手术后的辅助性放化疗的作用还没有被肯定，已有Ⅱ期临床研究得到了肯定的结果，需进一步的前瞻性Ⅲ期临床研究证实。对于完整的根治术后的胆囊癌及肝外胆管癌患者，目前推荐术后辅助性放化疗的适应证为≥ T_2 期和/或N+期患者，照射技术为常规分割，总剂量50 Gy左右，照射范围为瘤床及其淋巴引流区。

（三）不能手术患者的放化疗

对于不能手术的胆囊癌及胆管癌患者，放化疗效果不佳，仅能起到姑息性减症的效果。照射技术为常规分割，总剂量50 Gy左右，照射范围为可见肿瘤。

四、放疗技术与方法

（一）放疗方法

放疗采用3D-CRT及IMRT技术。

（二）体位固定和CT模拟定位

采用真空垫固定，口服2%泛影葡胺200 ml定位CT检查，扫描范围自膈顶上3～4 cm至右肾下极，层厚、层距均为5 mm。

（三）放疗计划设计

扫描的CT图像经网络传输到3D-TPS系统，分别勾画关键脏器，包括肝脏、双侧肾脏、脊髓、胃和十二指肠。完整根治术后患者的CTV依据手术前强化CT显示的病灶确定瘤床范围，同时包括区域淋巴结区。未手术患者依据CT、MRI及PET/CT显示的肿瘤范围确定GTV，GTV外扩5 mm为CTV，CTV外扩5～10 mm为PTV。设计共面或非共面3～8个放射靶区；要求95%的处方剂量包绕至少99%的PTV，100%的处方剂量包绕至少95%的PTV。

（四）关键器官的剂量限制

正常肝脏（总肝脏体积减去 PTV）的平均剂量≤ 18 Gy，V5 ＜ 86%（即指照射量≥ 5 Gy 的正常肝脏体积＜ 86%，以下类似）、V10 ＜ 68%、V15 ＜ 59%、V20 ＜ 49%、V25 ＜ 35%、V30 ＜ 28%、V35 ＜ 25%、V40 ＜ 20%；脊髓的最大的点剂量＜ 45 Gy；双侧肾脏 V20 ＜ 50%，或者至少一侧肾脏 V20 ＜ 66%；胃和十二指肠 V50 ＜ 10%。

（五）放疗剂量

采用常规分割照射技术，每次 1.8 ~ 2.0 Gy，每天 1 次，每周 5 次，总剂量 50 Gy 左右。

第四节　胃癌

一、概述

胃癌是最常见的恶性肿瘤之一，胃癌的危险因素包括幽门螺杆菌感染、吸烟、高盐饮食和其他饮食因素。有遗传性胃癌家族史者发生胃癌的风险升高，1% ~ 3% 的胃癌与遗传性胃癌易感综合征有关。胃癌以腺癌为主，具有异质性强、早期淋巴结转移、侵袭性强、发展迅速等特点，可以出现较高比例的腹膜种植转移。

早期胃癌单纯手术治疗可以取得较好的效果，但胃癌经常到晚期才得以诊断。这是因为世界上大多数国家并没有开展胃癌筛查，只有日本和韩国经常进行胃癌的早期检测。而局部进展期胃癌患者的预后较差，穿透浆膜和淋巴结受累患者的 5 年生存率分别小于等于 50% 和 20%。对于局部进展期胃癌患者，局部病灶的完整切除和足够的淋巴结清扫仍是根本的治疗方法，辅助治疗的研究和实施则是为了在手术的基础上改善局部进展期胃癌患者的预后。

二、应用解剖与病理

掌握胃及毗邻器官结构的解剖和胃区域淋巴引流区的解剖知识是胃部肿瘤诊断和治疗的前提和基础。

（一）胃的形态和肿瘤的部位

1. 胃的形态

胃上方由贲门接于食管，下方由幽门止于十二指肠。胃的上缘短而凹陷，称为胃小弯；下缘长而外凸，称为胃大弯。临床上通常以贲门口、角切迹和幽门口为标记，把胃分为贲门部、胃底、胃体和幽门部。

2. 肿瘤的部位

根据胃癌的日本规范分型方法，以胃大弯、胃小弯三等分点的对应连线将胃分为上、中、下 3 个部分，分别以 U、M 和 L 记录，而食管和十二指肠分别以 E 和 D 记录。胃癌的位置可以根据侵犯的部位进行记录，如果超出一个部分，所有受侵部位都应该根据侵犯程度以降序的方式进行记录，受侵犯体积较大的部分首先记录，如 LM 或 UML。

解剖学上胃 – 食管结合部上、下各 2 cm 范围被称为胃 – 食管结合部区域（EGJ）。不论病理类型如何，中心位于该区域的肿瘤被定义为胃 – 食管结合部肿瘤。EGJ 肿瘤的位置用 E（近端 2 cm 范围）和 G（远端 2 cm 范围）记录，主要侵犯的区域首先记录，如 E、EG、E=G（两侧侵犯距离相等）、GE 或 G，同时记录肿瘤中心、距离 EGJ 的长度。

（二）胃的血管与淋巴引流

1. 胃的血管

胃的血管丰富，动脉血供均来自腹腔干，以保证充分的营养，多支静脉回流入门静脉或脾静脉，门静脉高压时易受影响而形成静脉曲张。

（1）胃的动脉

胃的动脉全部来自腹腔干的分支，它们沿胃大弯和胃小弯形成两个动脉弓，然后从动脉弓上发出许多小的动脉分支，分布到胃大弯侧和胃小弯侧的胃壁。胃动脉包括：①胃左动脉，起于腹腔干；②胃右动脉，起源自肝固有动脉、肝总动脉或胃十二指肠动脉；③胃网膜左动脉，起于脾动脉末端或其脾支；④胃网膜右动脉，起自胃十二指肠动脉；⑤胃短动脉，起于脾动脉末端或其分支；⑥胃后动脉，起于脾动脉或其上极支；⑦左膈下动脉，由腹主动脉分出。胃的动脉间有广泛吻合支，如结扎胃左动脉、胃右动脉、胃网膜左动脉及胃网膜右动脉 4 根动脉中的任何 3 条，只要胃大弯、胃小弯动脉弓未受损，胃仍能得到良好血供。

（2）胃的静脉

胃的静脉多与各同名动脉伴行，均汇入门静脉系统。胃的静脉包括：①胃左静脉，即胃冠状静脉；②胃右静脉；③胃网膜左静脉；④胃网膜右静脉；⑤胃短静脉；⑥胃后静脉。

2. 胃的淋巴引流

胃的淋巴系统发达，淋巴管相互吻合；胃周围淋巴结众多，有利于淋巴回流。胃癌时亦容易通过淋巴系统发生转移。

（1）胃的淋巴管

胃的淋巴管很丰富，在胃壁的黏膜层、黏膜下层、肌层和浆膜下都存在毛细淋巴管网和淋巴管。胃的淋巴管大部分沿血管走行，注入沿腹腔干各级分支配布的淋巴结。

（2）胃的淋巴结

胃的淋巴结分站定义见表 3–3。

表 3–3　胃的淋巴结分站定义

分站	定义	分站	定义
1	贲门右淋巴结，位于贲门右侧，包括胃左动脉上行支进入胃壁的第 1 支周围淋巴结	12a	肝十二指肠韧带淋巴结，沿肝固有动脉分布，包括左、右肝管汇合处至胰腺上缘尾端一半的范围
2	贲门左淋巴结，位于贲门左侧和后侧，沿左膈下动脉贲门食管支分布	12b	肝十二指肠韧带淋巴结，沿胆管分布，包括左、右肝管汇合处至胰腺上缘尾端一半的范围
3a	沿胃左动脉分支分布的胃小弯淋巴结	12p	肝十二指肠韧带淋巴结，沿门静脉分布，包括左、右肝管汇合处至胰腺上缘尾端一半的范围
3b	沿胃右动脉第 2 支和末端分布的胃小弯淋巴结	13	位于胰头至十二指肠乳头背面的淋巴结
4sa	左侧胃大弯淋巴结沿胃短动脉分布（胃周区域）	14v	肠系膜上静脉旁淋巴结，沿肠系膜上静脉分布
4sb	左侧胃大弯淋巴结，沿胃网膜左动脉分布（胃周区域）	15	中动脉淋巴结，沿结肠中血管分布
4d	右侧胃大弯淋巴结，沿胃网膜右动脉第 2 支和末端分布（胃周区域）	16a1	腹主动脉旁淋巴结，分布于膈主动脉裂孔
5	幽门上淋巴结，沿胃右动脉近端部分和第 1 支分布	16a2	腹主动脉旁淋巴结，分布于腹腔动脉起始部上缘至左肾静脉下缘的范围
6	幽门下淋巴结，沿胃网膜右动脉近端部分和第 1 支分布，向下至胃网膜右静脉和胰十二指肠前下静脉的汇合部	16b1	腹主动脉旁淋巴结，分布于左肾静脉下缘至肠系膜下动脉起始部上缘的范围
7	胃左动脉干淋巴结，位于胃左动脉干上，即胃左动脉根部到上行支的分出部	16b2	腹主动脉旁淋巴结，分布于肠系膜下动脉起始部上缘至主动脉分叉的范围
8a	肝总动脉前面和上缘的淋巴结	17	位于胰头前缘胰鞘下的淋巴结
		18	位于胰体下缘的淋巴结
8p	肝总动脉后面的淋巴结	19	膈下淋巴结，主要位于膈下动脉周围
9	腹腔干周围淋巴结	20	位于食管裂孔的食管旁淋巴结
10	脾门淋巴结，包括胰尾远端脾动脉附近淋巴结、胃短动脉根部淋巴结和胃网膜左动脉第 1 分支近端部分附近淋巴结	110	位于下纵隔的食管旁淋巴结
11p	近端脾动脉淋巴结，包括脾动脉起始部至胰腺尾端近端一半的范围	111	膈上食管旁外的淋巴结
11d	远端脾动脉淋巴结，包括脾动脉起始部到胰腺尾端远端一半的范围	112	后纵隔食管旁和食管裂孔旁外的淋巴结

3. 胃与相邻器官之间淋巴引流的联系

（1）胃与食管

在贲门处，胃与食管壁内各层的毛细淋巴管和淋巴管可互相吻合；在贲门淋巴结、胃左淋巴结、胃胰淋巴结以及腹腔淋巴结等处，胃与食管的淋巴管亦可相互汇合。因此，胃贲门癌可经胃与食管壁内吻合的淋巴管侵及食管下段，并可通过胃壁外淋巴管转移至膈上淋巴结和食管旁淋巴结。

（2）胃与十二指肠

胃黏膜层和黏膜下层的毛细淋巴管和淋巴管可越过幽门与十二指肠黏膜层和黏膜下层的毛细淋巴管和淋巴管相吻合。另外，胃与十二指肠的淋巴管可共同汇入幽门上、下淋巴结，肝淋巴结，胰十二指肠淋巴结或腹腔淋巴结等局部淋巴结。因此，胃幽门癌可侵及十二指肠。

（3）胃与肝

胃淋巴管与肝淋巴管彼此之间不存在直接吻合，但它们的淋巴管可汇入同一局部的淋巴结。胃幽门部与肝右叶的集合淋巴管可共同汇入肝淋巴结或幽门淋巴结；胃贲门部、胃体左侧部淋巴管与肝左叶的淋巴管共同汇入贲门淋巴结、胃左淋巴结、胃胰淋巴结以及膈下淋巴结。由于器官淋巴管的瓣膜较薄且柔软，在病理情况下淋巴可以逆流，因此，胃癌的癌细胞可转移至肝。

（4）胃与横结肠

胃与横结肠的淋巴管可在幽门下淋巴结、脾淋巴结和胃网膜左右淋巴结处汇合，胃癌可经上述途径转移至横结肠。

（5）其他

部分女性胃癌患者在卵巢内亦可见到转移的癌细胞，这可能是通过胃淋巴管的逆向转移所致。晚期胃癌患者癌细胞可通过胸导管逆向蔓延至左侧锁骨上淋巴结，即菲尔绍淋巴结。

（三）胃癌的发展与扩散

1. 胃癌的浸润

胃黏膜上皮癌变后首先在黏膜内蔓延播散。肿瘤突破黏膜肌层后可向外依次侵犯黏膜下层、浅肌层、深肌层、浆膜下层，以及小网膜、肝、胰、横结肠、脾等邻近组织。

2. 胃癌的转移

（1）淋巴转移

胃壁各层均存在淋巴管网，特别是黏膜下层及浆膜下层最为丰富，沿淋巴管扩散是胃癌的主要转移途径。一般按照淋巴引流顺序由近及远地发生淋巴结转移，但也存在“跳跃式”转移现象。

（2）血行转移

晚期胃癌常发生血行转移，以肝转移最为多见，其他常见的转移部位包括肺、骨、肾、脑等。

（3）种植转移

当胃癌穿透浆膜后，癌细胞可自浆膜脱落并种植于腹膜或其他脏器表面，形成转移性结节，常见于直肠膀胱（子宫）陷凹形成种植结节。腹腔种植是胃癌手术后复发最常见的类型，多表现为腹腔积液、癌性腹膜炎和不完全性肠梗阻。

（4）卵巢转移

卵巢转移性癌多来源于胃癌，常见两侧卵巢受累。卵巢转移的途径尚不完全清楚。

三、临床表现与诊断

（一）胃癌的临床表现

1. 症状

早期胃癌症状可能不明显或形成与胃炎、胃溃疡相似的非特异性症状，最常见的为上腹部不适、疼痛和消化不良。随着肿瘤的进展，以上早期症状加重，并可能出现厌食、恶心、呕吐、黑便、贫血、呕血、腹胀、腹痛和吞咽困难等，甚至出现食欲减退伴恶心、黑便和贫血，偶见呕血，并开始出现体重减轻的情况。如果胃癌晚期肿瘤外侵，依据肿瘤所在部位不同，可以侵犯其周围不同的组织和器官，从而产生相应的症状。如肿瘤侵犯贲门时，可出现吞咽困难、吞咽异物感；侵犯幽门时，可导致幽门梗阻而出现呕吐宿食现象。

2. 体征

早期胃癌无明显阳性体征，腹部检查常无任何表现。部分患者有上腹部不适，进食后腹胀、恶心等非特异性的上消化道症状。进展期胃癌有时腹部可扪及肿块，多在上腹部偏右相当于胃窦处，质地坚硬，呈结节状，有压痛。当肿瘤向邻近器官或组织浸润时，肿块常固定、不能推动。胃体肿瘤有时可触及，但发生在贲门及胃底者常不能扪及。肿瘤侵及结肠可以形成胃结肠瘘；肿瘤累及肝门造成胆管压迫梗阻，可形成梗阻性黄疸。如果出现转移，则可能出现相应的症状和体征，如当胃癌发生肝转移时，肝会肿大，并可扪及坚实的结节。当胃癌出现远处淋巴结转移时，可发现左侧锁骨上淋巴结肿大，质地坚硬。当胃癌发生盆腔转移时，肛门指检在直肠膀胱陷凹可摸到肿块或结节；并发库肯勃瘤时，阴道检查可扪及两侧卵巢肿大，在下腹部可扪及包块。肿瘤穿透浆膜在腹腔内种植时，可以产生腹腔积液，出现移动性浊音。当发生胸部转移出现胸腔积液时，同侧呼吸动度减小，局部叩诊呈浊音，听诊呼吸音减弱。骨转移时可出现局部骨压痛，少数有局部肿块。脑转移时可出现相应的定位体征。

（二）胃癌影像学和实验室检查

胃癌的检查，主要目的是明确分期，一般分为局部检查和全身检查。局部检查主要评估肿瘤的侵犯范围和深度及区域淋巴结状态，一般采用腹部增强 CT 和上消化道造影，胃镜检查可获取肿瘤组织送病理活检。全身检查主要评估肿瘤是否存在身体其他部位的转移，如 X 线检查或胸部 CT、盆腔超声或盆腔 CT 检查。晚期病变需要进行骨扫描检查，排除骨转移。实验室检查包括血常规、血液生化和肿瘤标志物。

1. 腹部 CT 检查

胃癌在检查时通常需要应用静脉造影剂和口服造影剂，因为早期就可以出现淋巴结转移，所以通常选用增强 CT 作为临床分期的首选手段。多排螺旋 CT 检查对胃癌的诊断具有明显优势，高质量的分层图像和三维图像，可立体显示胃癌与周围组织器官的关系，对胃癌的范围、胃周血管和淋巴转移的了解更加清晰，明显提高了 CT 分期的准确性。值得注意的是，检查时需要使胃充盈，以利于显示胃病灶范围和外侵程度。

2. 上消化道造影检查

上消化道造影检查对于胃癌而言是不可或缺的，有利于显示胃镜和 CT 检查不容易显示的肿瘤大体边界，以及胃壁的僵硬程度和胃潴留情况。

3. 胃镜检查

胃镜检查是评估胃病灶和获取肿瘤组织活检的首选检查手段，是诊断胃癌最有效的方法，不仅可以在直视下观察胃癌病灶的范围，还可以取得活检组织，并进行一些必要的治疗，如止血等。

4. MRI 检查

MRI 检查对于胃癌的临床分期有一定价值，特别是适用于判断局部浸润的深度、对周围器官和组织有无侵犯，以及肝脏、区域淋巴结有无转移。

5. 骨扫描检查

骨扫描是用于筛查胃癌骨转移的常规检查。当骨扫描检查提示骨可疑转移时，应对可疑部位进行 CT 或 MRI 检查。

6. PET/CT

PET/CT 可用于胃癌的分期，但是弥漫型和黏液型病变对于示踪剂的凝聚水平较低，导致 PET/CT 的检出率较低。在区域淋巴结受侵的检测中，尽管 PET/CT 的特异性高于 CT 检查，但 PET/CT 的敏感性显著低于 CT。

7. 超声内镜检查

超声内镜（EUS）可用于评估肿瘤浸润深度。EUS 对肿瘤 T 分期和 N 分期的准确度分别为 65% ~ 92% 和 50% ~ 95%，具体情况视操作而定。由于 EUS 探测深度浅，传感器的可视度有限，因此用于评估远处淋巴结转移的准确性并不令人满意。

8. 腹腔镜检查

腹腔镜能够发现其他影像学检查无法发现的转移灶，其局限性在于仅能进行二维评估，并且对肝转移及胃周淋巴结转移的评估作用有限。术前影像学提示为 T_3 和 / 或 N^+ 期的患者，如果未接受术前治疗而准备直接手术治疗者，行腹腔镜检查可能有助于发现影像学隐匿性转移病灶。对于接受过术前治疗的患者，推荐行腹腔镜加腹腔灌洗细胞学检查。

9. 肿瘤标志物检查

（1）CEA

一般情况下，医学界把 CEA 看作是消化道肿瘤特别是肠癌的标志物，但并不是消化道肿瘤的特异性抗原。CEA 对其他肿瘤也有较高的敏感性，临床上 CEA 诊断胃癌的敏感性为 20% ~ 30%，其对在治疗过程中监测和预测复发也有一定意义，有报道胃液的 CEA 含量高于血液。

（2）CA19-9

CA19-9 在消化道上皮内含量最高，是与胰腺癌、胆囊癌、胃癌和肠癌相关的标志物。在胃癌中的阳性率为 30% ~ 40%，对随访监测具有一定作用。

（3）CA72-4

对各种上皮癌有较高的敏感性，在各种消化系统肿瘤或卵巢癌患者中均可异常升高，在胃癌的诊断和病情监测中都表现出了较高的特异性和敏感性。作为胃癌的首选标志物，常与 CEA 或 CA19-9 同时测定，以提高对胃癌的诊断敏感性。CA72-4 和 CA19-9 是胃癌最敏感的标志物，CA72-4 对胃癌诊断的敏感性为 40% ~ 50%，与 CA19-9 或与 CA19-9 和 CEA 同时测定可将早期诊断胃癌的敏感性提高 10% ~ 20%。

（4）AFP

AFP 升高的胃癌患者预后较差，并多见于进展期胃癌。在极少数早期胃癌中，若属于 AFP 升高的胃癌，则极易出现肝转移。持续的 AFP 升高，表明预后极差。

（5）CA50

CA50 在食管癌、胰腺癌、肝癌、胃癌等消化道肿瘤中升高，但也在肺癌等非消化道肿瘤中升高。其在胃癌的阳性率为 47% ~ 73%，可用于术后监测是否复发。

（6）CA242

CA242 在消化道肿瘤和其他系统肿瘤中也有较高表达，在胃癌的阳性率为 60% 左右，但特异性不高。

（三）胃癌的诊断与鉴别诊断

胃癌的诊断依据病史、临床表现、组织病理学和 / 或细胞学、影像学检查等做出。组织病理学和 / 或细胞学检查是胃癌诊断的最可靠证据，也是胃癌诊断的金标准。其他诊断方法可帮助判断肿瘤的侵犯范围及胃癌的定性诊断，确定临床分期。

胃癌在临床上应该与胃的良性溃疡、巨大肥厚性胃炎、胃反应性淋巴组织增生、增生性息肉、胃腺瘤、胃间质瘤、胃间质肉瘤、胃淋巴瘤、胃神经内分泌肿瘤和卡波西肉瘤等疾病相鉴别。

四、分期与治疗原则

胃癌治疗策略的制定、疗效的评估及诊疗经验的信息交流有赖于准确的临床分期。胃癌的分期标准主要有两种分类方法，即日本分期方法和 TNM 分期方法。目前国际上常用的是 TNM 分期方法。

（一）分期

胃癌 TNM 分期如下。

1.T

T_x：原发肿瘤无法评价。

T_0：无原发肿瘤的证据。

T_{is}：原位癌，高度异型增生，局限于上皮内，未侵犯固有层。

T_1：T_{1a}——肿瘤侵及固有层或黏膜肌层。

T_{1b}——肿瘤侵及黏膜下层。

T_2：肿瘤侵及固有肌层。

T_3：肿瘤侵及至浆膜下结缔组织，无脏腹膜或邻近结构的侵犯。

T_4：T_{4a}——肿瘤穿透浆膜层（脏腹膜），未侵犯邻近结构。

T_{4b}——肿瘤侵及邻近结构和器官（脾脏、横结肠、肝脏、膈肌、小肠、胰腺、腹壁、后腹膜、肾上腺、肾脏）。

2.N

N_x：区域淋巴结不能评价。

N_0：无区域淋巴结转移。

N_1：1 ~ 2 个区域淋巴结转移。

N_2：3 ~ 6 个区域淋巴结转移。

N_3：N_{3a}——7 ~ 15 个区域淋巴结转移。

N_{3b}——16 个或 16 个以上区域淋巴结转移。

3.M

M_0：无远处转移。

M_1：有远处转移。

4. 病理分期

胃癌病理分期见表 3–4。

表 3–4 胃癌病理分期

分期	T	N	M
0 期	T_{is}	N_0	M_0

续表

分期	T	N	M
Ⅰ A 期	T_1	N_0	M_0
Ⅰ B 期	T_1	N_1	M_0
	T_2	N_0	M_0
Ⅱ A 期	T_1	N_2	M_0
	T_2	N_1	M_0
	T_3	N_0	M_0
Ⅱ B 期	T_1	N_{3a}	M_0
	T_2	N_2	M_0
	T_3	N_1	M_0
	T_{4a}	N_0	M_0
Ⅲ A 期	T_2	N_{3a}	M_0
	T_3	N_2	M_0
	T_{4a}	N_1	M_0
	T_{4a}	N_2	M_0
	T_{4b}	N_0	M_0
Ⅲ B 期	T_1	N_{3b}	M_0
	T_2	N_{3b}	M_0
	T_3	N_{3a}	M_0
	T_{4a}	N_{3a}	M_0
	T_{4b}	N_1	M_0
	T_{4b}	N_2	M_0
Ⅲ C 期	T_3	N_{3b}	M_0
	T_{4a}	N_{3b}	M_0
	T_{4b}	N_{3a}	M_0
	T_{4b}	N_{3b}	M_0
Ⅳ期	任意 T	任意 N	M_1

（二）胃癌的治疗原则

胃癌的治疗应当遵循多学科综合治疗的原则。综合治疗即根据患者的机体状况、肿瘤的病理学类型和临床分期，采用多学科综合的治疗模式，有计划、合理地应用手术、化疗、放疗和靶向治疗等手段，以达到根治或最大程度控制肿瘤、提高治愈率、改善患者生存质量、延长患者生存期的目的。

1. Ⅰ A 期胃癌的治疗

内镜下黏膜切除术（EMR）及内镜下黏膜剥离术（ESD）可应用于淋巴结转移概率非

常小的早期胃癌。

（1）$T_{1a}N_0M_0$ 期胃癌

日本胃癌治疗指南中提到，对于 T_{1a} 期胃癌患者，在条件具备的医院，若病灶直径≤2 cm，组织病理学为高分化或中分化，在无溃疡的情况下，可以选择内镜下切除术。在选择内镜下切除前必须精确评估胃壁肿瘤浸润的深度、肿瘤大小、组织学类型，以及有无淋巴结转移。另外，需对术后病理检查进行详尽的评估。如果病理检查证实为低分化、具有血管浸润、淋巴结转移或侵犯胃壁黏膜下层、深肌层，则认为切除不完全，应该考虑行胃切除及 D1 淋巴结清扫术。

（2）$T_{1b}N_0M_0$ 期胃癌

对于 T_{1b} 期患者，若病灶直径≤ 1.5 cm，组织病理学为高分化或中分化，建议行胃切除及 D1 淋巴结清扫术。对于不符合上述条件者，建议行胃切除及 $D1^+$ 淋巴结清扫术。

Ⅰ A 期胃癌患者的预后很好，术后辅助化疗并不能给患者带来生存获益，故Ⅰ A 期患者不主张进行术后辅助化疗或放疗，但仍需要定期随访。

2. Ⅰ B 期胃癌的治疗

对于Ⅰ B 期患者（$T_1N_1M_0$ 和 $T_2N_0M_0$），D2 根治术是目前包括我国在内的亚洲国家推荐的标准手术，并逐渐得到西方国家的认可。目前，该期患者术后的辅助治疗应根据术后病理分期进行。如果体质状况较好，对于有淋巴结转移的Ⅰ B 期患者，只要能耐受化疗，均应进行术后辅助化疗。对于没有淋巴结转移的 $T_2N_0M_0$ 期患者，部分复发风险较小，尤其是术后恢复差的患者可以随访观察。如果有高危复发因素，应接受术后辅助化疗和放疗。这些不良因素包括肿瘤分化差、分级高、淋巴管或血管受侵犯、年龄＜ 50 岁。

3. Ⅱ期胃癌的治疗

标准 D2 根治术适用于所有Ⅱ期（$T_1N_2M_0$，$T_2N_1M_0$，$T_3N_0M_0$，$T_{4a}N_0M_0$，$T_3N_1M_0$，$T_2N_2M_0$，$T_1N_{3a}M_0$）胃癌。围术期化疗是该期患者可以选择的一种术前治疗策略，医学研究委员会辅助胃输注化疗（MAGIC）研究奠定了术前新辅助化疗作为可切除胃癌患者的标准治疗地位。对于 EGJ 肿瘤，术前放化疗也是一种术前治疗的方法。

新辅助治疗较辅助治疗有如下优势：①使肿瘤缩小，进而使肿瘤切除更容易；②可提高手术切除率及 R0 切除率；③可能降低局部复发率和区域复发率；④可降低肿瘤细胞的活性，从而降低手术过程中腹膜种植的发生率；⑤相同剂量的术前放化疗可能较术后放化疗更有效，因为术前肿瘤的血供和氧合度较术后更丰富；⑥具有更好的耐受性。早期的研究显示了放疗在不可切除胃癌中的有效性后，有学者也开始探索新辅助放疗在胃癌治疗中的价值。

CROSS 研究，是针对可切除食管或 EGJ 癌进行的新辅助放化疗的临床试验，共入组 366 例患者，包括 75% 腺癌、23% 鳞癌和 2% 大细胞未分化癌。将患者随机分为两组，对照组给予单纯手术治疗，试验组给予新辅助放化疗＋手术治疗，放疗剂量为 41.4 Gy，分 23

次照射，同期化疗方案为每周给予卡铂 + 紫杉醇。结果显示，新辅助放化疗组显著提高了 R0 切除率（92% 对比 69%，$P < 0.001$）。放化疗组获得了 29% 的病理完全缓解率，术后并发症两组类似，院内死亡率在两组均为 4%。放化疗组的中位生存期（49.4 个月对比 24 个月）和总生存率均显著高于单纯手术组。根据病理类型的分层分析发现，无论腺癌和鳞癌，新辅助放化疗都可以提高患者的总生存率。

目前认为所有的Ⅱ期胃癌都应该接受辅助化疗，除非患者年龄或体质因素不能耐受。来自日本的 ACTS 试验表明，替吉奥能够显著降低胃癌术后复发率。来自韩国的 CLASSIC 研究显示，奥沙利铂 + 卡培他滨方案（XELOX）辅助化疗也可以提高生存。所以，目前常用的辅助化疗方案为替吉奥或 XELOX 方案。

4. Ⅲ期胃癌的治疗

对于该期可切除患者，治疗方法同Ⅱ期患者，可进行围术期化疗；对于 EGJ 癌患者，则可以选择术前“放化疗 + 手术”的方法进行治疗。而日本胃癌治疗指南推荐手术加术后辅助化疗的治疗策略。对于不可切除患者，则推荐行以 5-Fu 或紫杉醇为基础的放化疗（循证医学Ⅰ级证据）或化疗；治疗后对患者再进行评估，视情况制订进一步的治疗方案。而对于身体状况较差的患者，可选择以 5-Fu 或紫杉醇为基础的同步放化疗或姑息治疗。未采用术前放化疗的患者，建议行术后辅助放化疗；术后辅助化疗者则建议选择联合治疗方案。

5. Ⅳ期胃癌的治疗

该期患者均发生了胃外的远处转移，已失去根治性手术切除的机会，以化疗为主的综合治疗能够缩小肿瘤，减轻症状，延长生命。姑息性放疗，姑息性改道，支架植入，肠内、外营养支持，以及其他的最佳支持手段，对提高患者的生存质量、延长生存时间起着重要作用，患者也可参加临床试验。

五、胃癌的放疗

对于局部进展期胃癌患者，局部病灶的完整切除和足够的淋巴结清扫仍是根本的治疗方法，辅助治疗的研究和实施则是为了在手术的基础上改善局部进展期胃癌患者的预后。根据与手术配合的时机可以分为新辅助和辅助治疗。胃癌放疗的发展经历了姑息治疗，辅助治疗再到新辅助治疗的阶段，放疗技术也不断进步，胃癌放疗的相关临床问题也逐渐明确。

（一）放疗适应证

1. 姑息性放疗适应证

局部晚期无法达到 R0 切除或未达到 R0 切除的患者；任何原因无法接受手术治疗的患者；胃癌脑转移、骨转移等转移病灶的减症治疗；远处转移灶控制后，局部病灶的放疗或减症放疗。

2. 术后辅助放疗适应证

R0 切除术后辅助放疗适用于：①一般情况较好，卡诺夫斯凯计分（KPS）≥ 70；② $T_{3\sim4}$ 期和 / 或淋巴结阳性或切缘阳性；③无远处转移的证据；④肺、肝、肾、心脏功能无严重损伤。

3. 术前新辅助放疗适应证

一般情况较好，KPS ≥ 70；$T_{3\sim4}$ 期和 / 或淋巴结阳性 EGJ 癌患者；无远处转移的证据；肺、肝、肾、心脏功能无严重损伤。

建议放疗技术采用 3D-CRT 或者 IMRT。

（二）靶区概念与勾画

1. GTV

按照国际辐射单位和测量委员会（ICRU）50 号报告和 ICRU62 号报告的定义，3D-CRT 和 IMRT 的 GTV 为影像学和病理评估的疾病范围大小（原发病灶 + 转移淋巴结 + 术后残留病灶），即在 CT、PET/CT、MRI、超声、胃镜和造影等影像学检查所见及病理检查的阳性病灶，临床体检发现的肿块经病理检查证实的病灶都属于 GTV。

对于采用术前放疗的患者，内镜下放置银夹有利于确定肿瘤的局部边界。原发灶的 GTV 需要结合增强 CT 检查、上消化道造影和内镜下标记等综合分析后确定。PET/CT 显像检查对于 GTV 的勾画有一定的参考价值。此外，传统的方法认为淋巴结最大短径≥ 1 cm 应该包括在 GTV 中。实际上，有些患者区域淋巴结最大短径＜ 1 cm 很常见，PET/CT 检查可以提供帮助，比 CT 检查特异性更高。

2. CTV

CTV 是指在 GTV 的基础上再包括亚临床病灶的范围，CTV 考虑到了目前影像学上不能显示的微小病灶。

（1）术前放疗

对于胃癌术前放疗而言，CTV 包括了原发灶外放一定范围形成的体积、转移淋巴结外放一定范围形成的体积、需要预防性照射的区域淋巴引流区。其中，原发灶纵向外放距离一般为 3 ~ 5 mm，横向外放距离为 6 ~ 8 mm；转移淋巴结的外放范围一般为 3 ~ 5 mm；需要预防性照射的区域淋巴引流区包括 D2 范围的淋巴结加上 16 a ~ 16 b1 范围的腹主动脉旁淋巴结区域。

（2）术后放疗

对于术后放疗而言，CTV 包括切缘不足的吻合口、十二指肠残端或残胃、肿瘤床和需要预防性照射的淋巴结引流区。需要预防性照射的淋巴引流区为高复发风险的区域，包括未清扫的 D2 范围淋巴引流区、胰腺周围淋巴结区和腹主动脉旁淋巴结区（主要为 16 a2 和 16 b1 区）。

3. ITV 靶区的确定

根据 ICRU62 号报告的定义，ITV 为 CTV 加器官运动所导致的 CTV 体积变化的范围。胃癌患者内部器官的运动主要是受呼吸运动的影响。获得 ITV 靶区的主要方法是四维 CT 检查，包括 1 个呼吸周期内不同时相的 1 组图像进行融合，在普通模拟机上测量腹部肿瘤运动的范围，采用慢速 CT 检查的方法等。

4. PTV

PTV 由 CTV 外扩一定边界形成，这一边界包括器官运动、摆位误差及每日放疗的重复性误差，或者 ITV 加上摆位误差及每日放疗的重复性误差。胃癌腹部照射病灶的主要器官运动包括呼吸运动、胃充盈等。呼吸运动在不同的方向有不同的移动范围，因而在靶区勾画时应该采用个体化的治疗原则。

（三）体位固定及 CT 模拟定位范围

胃癌放疗计划剂量的计算参考图像是 CT 检查所得图像，患者一般在 CT 模拟机下行定位 CT 检查。定位 CT 检查时，患者应该处在与治疗时一致的位置，采用适当的固定技术，使患者不易移动而相对舒适，便于治疗计划的实施。常用的定位固定装置为真空体模或热塑体模。一般采用螺旋 CT 检查，层厚 3 ~ 5 mm，造影剂增强便于腹腔内靶区的勾画。也可以采用平扫定位 CT 计算剂量，与增强定位 CT 进行融合，以作为勾画靶区的参考。

定位 CT 检查的范围：扫描上界为气管分叉，根据肿瘤的部位和淋巴结转移情况适当上移至胸廓入口；下界为肾下缘或主动脉分叉中较低者（最好包括部分髂骨）。

（四）正常组织的勾画和剂量 - 体积限制

腹部照射中的主要剂量限制器官是肝、脊髓、肾、心脏、小肠、胰腺和肺等。设计放疗计划时，必须使这些正常组织的受照射剂量控制在可耐受的范围之内。

1. 腹腔正常组织照射剂量 - 体积限制

放疗计划系统应用剂量 - 体积参数直方图（DVH）评估正常组织的照射耐受剂量。胃癌放疗计划 DVH 评估的正常组织器官中主要的剂量限制器官是肝、脊髓、肾、心脏、小肠、胰腺和肺等。在胃癌接受高剂量放疗后，肾和肝是容易发生晚期反应的两个器官，同时，脊髓和小肠也会受到部分照射。虽然在适形照射的条件下不会超过限制剂量，但是需要注意的是避免热点。

对于肝的限量，放射治疗器官限量（QUANTEC）报告建议肝的平均受照射剂量＜ 30 Gy。在临床实践中，除非需要包括肝门淋巴结区域导致靶区覆盖较多的肝实质，很多治疗技术包括前后位 / 后前位（AP/PA）平行对穿照射都可以满足此要求。根据在我国患者肝癌研究中获得的数据，目前采用的平均肝受照射剂量建议是＜ 23 Gy。

肾的剂量限制则尚不确定，很少有精确、清晰的定义，临床相关的终点事件确定的肾放疗效应的剂量－体积资料仅供临床参考。常用的 Emami 估算模型更多基于临床判断，而不是详细的剂量和体积资料，并且应用肾硬化作为终点来估计肾的耐受剂量。QUANTEC 报告中肾的剂量限制差异较大，并非来自胃癌放疗的资料（而是精原细胞瘤和淋巴瘤）。在多数病例中，胃癌的放疗常伴随着相对高剂量的单侧或双侧的肾照射，所以应保证实施时满足剂量限制条件。

小肠的剂量限制在较高剂量照射时需要特别注意，小肠受到较高剂量（> 50 Gy）照射后会有部分患者出现肠腔狭窄或出血。

3D-CRT 和 IMRT 常规分割放疗正常组织的剂量限制、体积限制标准为：①≥ 95% 的等剂量面必须包绕计划靶体积（PTV）；②肺组织 V20 ≤ 30%，V5 ≤ 60%，肺平均剂量为 16 ~ 18 Gy；③心脏 V30 ≤ 46%，V25 < 10%，心脏平均剂量≤ 26 Gy；④小肠 V15 < 120 ml（基于小肠袢体积），V45 < 195 ml（基于腹腔体积），小肠最高剂量≤ 50 Gy；⑤脊髓最高剂量≤ 50 Gy；⑥肾 V15 ≤ 50%，肾平均剂量≤ 16 Gy。⑦胰腺 V45 < 50%，胰腺平均剂量≤ 26 Gy。

2. 正常组织勾画

（1）肺的勾画

建议在 CT 图像上勾画充气的肺实质，而不包括胸腔积液和不张的肺。可以使用自动勾画工具，但必须设置适当的勾画阈值。在每层治疗计划 CT 图像上勾画，自动勾画的靶区必须经过人工检查或修改。近端支气管，离肺门< 1 cm 的血管应该包括在肺内。左、右肺可以勾画成为 1 个器官，也可以分开勾画成为两个器官。

（2）心脏的勾画

心脏勾画应该包括整个心脏，从心底部至心尖部，心底部从升主动脉的起始处开始勾画。

（3）小肠的勾画

有两种勾画和计算方法。一种是基于小肠袢体积的勾画；另一种是基于腹腔体积的勾画。

（4）脊髓的勾画

治疗胃癌建议勾画由椎管组成脊髓的体积，从食、气管分叉处开始至双侧肾下缘。

（5）肾的勾画

建议两侧肾分开进行勾画和计算剂量，建议在 CT 图像上勾画肾实质。

（6）胰腺的勾画

建议在 CT 图像上勾画胰腺实质，包括胰腺钩突、胰头和胰体尾。

（五）放疗剂量

放疗总剂量为 45.0 ~ 50.4 Gy，每次 1.8 ~ 2.0 Gy，每周 5 次，共 5 ~ 6 周。

（六）放疗技术

1. 放疗技术的选择

放疗的目标是取得最大的肿瘤控制和最小的正常组织损伤。近 10 年来，放疗技术取得了很大的进步。先进的放疗技术如四维放疗模拟技术、IMRT、VMAT 技术、IGRT、生理运动控制技术［自动曝光控制（AEC）技术、被动呼吸控制（PEG）技术、门控技术］等的使用减少了正常组织的不良反应。

2. AP/PA 平行对穿照射、3D–CRT 和 IMRT 的比较

鉴于胃癌靶区的复杂性和单纯的 AP/PA 平行对穿照射的传统技术有较多的不良反应，以及三维精确放疗技术的发展，为了提高疗效，人们对新的放疗技术的需求也越来越迫切，首先得到应用的是 3D–CRT 技术。早期报道显示，该技术较 AP/PA 平行对穿照射提高了靶区的覆盖，并降低了肾的照射剂量。此后更多的学者开始探索 IMRT 技术应用于胃癌术后放疗，并且很多计划和剂量学研究对 3D–CRT 和 IMRT 技术进行了比较。这些研究显示，IMRT 技术有降低肾、脊髓和肝照射剂量的趋势，有少量的研究报道了临床结果。Minn 等比较了胃癌术后放疗应用 IMRT 技术和 3D–CRT 技术的临床结果和不良反应。该研究有 31 例患者接受了 IMRT 技术放疗，26 例患者接受了 3D–CRT 技术放疗，2 级及以上急性胃肠道不良反应发生率在两组类似（61.5% 对比 61.2%）。但是，3D–CRT 组有 3 例患者由于不良反应而中断治疗，IMRT 组则没有患者因为不良反应而中断治疗。IMRT 降低了肾和肝的照射剂量。中位随访 1.3 年，3D–CRT 组有 3 例患者发生 3 级晚期反应，均为小肠梗阻，IMRT 组有 1 例患者发生了小肠狭窄的 3 级晚期反应。且该研究显示，IMRT 技术能更好地保护肾功能。在术前治疗的研究中也有类似报道。

复旦大学附属肿瘤医院整合呼吸移动因素后对 3D–CRT 和 MIRT 在胃癌术后放疗中的剂量学因素进行了分析，提示整合呼吸移动因素后，IMRT 较 3D–CRT 计划有更好的靶区覆盖率和较低的肝及左肾照射剂量。尽管很多研究报道了 IMRT 技术可降低肾的照射剂量，由于各研究在研究设计、剂量限制、不良反应终点定义和靶区勾画等方面的差异和异质性，目前还不能确定 IMRT 较 3D–CRT 有绝对的优势。

3. 四维 CT 和呼吸控制技术

四维 CT 是解决呼吸运动而引起肿瘤运动的一种理想工具。由四维 CT 图像而设计的放疗计划使放射靶区的轮廓随呼吸的运动而改变，始终保持在呼吸的每一个时相与肿瘤轮廓勾画相一致。由此可明显减少 PTV 所设定的照射野的体积，减少了正常组织受照射的体积和剂量。

四维 CT 模拟定位时，采集患者 10 个呼吸周期用于制订治疗计划，模拟时医生根据常规模拟机或者四维 CT 运动观察呼吸运动幅度，决定是否使用腹部加压。患者采用立体框架固定或者真空体模，或者热塑体模固定。图像传输至治疗计划系统，综合平均图像代表

总的 10 个时相的综合平均数。GTV 在最大正常吸气时相和最大正常呼气时相上勾画，ITV 产生于此两个时相的综合。GTV 综合了 10 个时相的信息并由医生精确确定。CTV 定义为 GTV 外放 3 ~ 5 mm，CTV 均匀外放 5 mm 形成 PTV。对于肿瘤运动幅度＜ 5 mm 者，可以简单地外扩 PTV 边界。但对肿瘤运动幅度＞ 1 cm 者，肿瘤运动个体化测定及减少运动的管理是必要的。

对呼吸运动引起的靶区移动的解决方法，复旦大学附属肿瘤医院进行了初步的研究，并且研发了新的呼吸控制方法——被动呼吸控制。胡伟刚等报道了新的门控系统，在保持一定精度的基础上，较目前商用的门控技术，其可以延长患者呼吸控制的时间（15 ~ 25 秒），从而提高需要控制呼吸运动的治疗效率。

（七）射线的选择

射线以 4 ~ 10 MV 的光子射线为优，对肥胖患者，也可以采用 15 ~ 18 MV 的光子射线进行照射。

（八）放疗期间的观察及放疗后的随访

1. 放疗期间的观察

患者的一般状况良好是保证放疗计划完成的重要条件。应观察患者的饮食、睡眠、体重等一般情况，以及放疗不良反应的情况。白细胞计数原则上每周复查 1 次，但对白细胞计数偏低的患者，则每周 2 次或隔日 1 次检查血常规。

肿瘤的退缩情况、有无发生远处转移和体重及体表轮廓的变化是放疗期间重要的观察指标，尤其是目前采用精确放疗的时代。由于根治性放疗持续照射间期较长，因此，有足够的时间让临床医生在放疗期间观察肿瘤的退缩情况和体表轮廓的改变，临床医生可根据肿瘤退缩及位置移动情况适当地调整放疗计划。

腹部照射的急性放射不良反应常在放疗开始后 2 周内出现，但因患者的耐受性不同，出现的时间和强度也会不同。如果临床上出现急性放射性食管炎或胃肠炎，应加强对症处理和支持治疗，尽可能帮助患者度过急性反应期。如出现 3 级以上急性不良反应，则必须停止放疗，并给予相应的积极处理。

2. 放疗后的随访

胃癌术后放疗患者，放疗结束后一般在 3 个月内复查腹部 CT，评估局部区域情况，观察正常组织的放射损伤情况；以后每 3 ~ 6 个月进行病史和体格检查、腹部增强 CT 检查和肿瘤指标检查，持续 2 年；此后每年至少随访一次病史和体格检查及腹部增强 CT、胸部和盆腔 CT 检查。如有症状，可提前复查腹部 CT。如出现骨转移症状，如局部疼痛，可做骨放射性核素扫描，可疑处做 X 线摄片或者 MRI 检查，观察骨质有无破坏，确定是否发生骨转移并决定下一步的治疗方案。

新辅助治疗患者，治疗结束后应在 1 ~ 2 个月及时进行复查评估；如果没有明显进展和转移，应在放疗结束后 6 ~ 8 周进行手术治疗。对局部不可切除的姑息性治疗患者，也应进行复查评估，如果转化为可切除的患者，则建议进行根治性手术治疗。

六、胃癌多学科联合治疗

（一）局部进展期不可切除胃癌的放化疗联合治疗

1. 不可切除的定义

NCCN 指南中定义不可切除的情况包括：①局部晚期转移，即影像学检查高度怀疑，或经活检证实的肝十二指肠韧带或肠系膜根部、腹主动脉旁淋巴结转移，肿瘤侵犯或包绕主要大血管（脾血管除外）；②远处转移或腹膜种植转移（包括腹水细胞学检查阳性者）。

2. 局部晚期胃癌的同步放化疗

胃癌姑息性治疗的探索始于 20 世纪 60 年代，包括对局部无法切除的胃癌应用高能射线进行外照射。美国 Mayo 医学中心的 Moertel 等比较了 5–Fu 联合放疗和单独放疗治疗局部无法切除的胃癌，研究结果显示，联合治疗组的中位生存期和 5 年生存率均比单独放疗组有显著改善。由美国胃肠协作组进行的另一项研究中，有 90 例局部晚期患者随机分为两组，一组接受化疗，另一组接受同步放化疗（5–Fu+ 洛莫司汀）。结果显示，同步放化疗对部分患者有效，且手术切除原发灶可以提高生存率。Hazard 等回顾性分析认为，无法切除的胃癌患者应用同步放化疗比单用放疗有优势。复旦大学附属肿瘤医院针对该类患者进行了一项Ⅱ期临床试验，旨在研究同步放化疗是否可以提高潜在可切除胃癌患者 R0 手术切除率。结果显示病理学完全缓解（PCR）率为 14%，R0 切除率达 73.7%，并且可以手术切除患者的预后明显好于不能手术的患者。

（二）胃癌的术前放疗

1. 适应证

胃癌术前放疗适应证：①一般情况较好，KPS ≥ 70；② $T_{3\sim4}$ 期和 / 或淋巴结阳性的 EGJ 癌患者；③无远处转移的证据；④肺、肝、肾、心脏功能无严重损伤。对局部晚期胃癌患者应该进行多学科讨论，做出最佳判断，给予最适合的治疗计划。

2. 术前放疗的照射范围和剂量

（1）照射范围

术前放疗的靶区为胃部原发病灶、区域转移淋巴结和复发风险较高的淋巴引流区。

（2）放疗剂量

胃癌术前放疗常使用常规分割放疗，分次剂量为 1.8 ~ 2.0 Gy，总剂量为 45.0 ~ 50.4 Gy。一般主张行化疗加术前放疗的诱导治疗，常规分割放疗总剂量为 45 Gy 左右。放疗和手术间隔时间以 8 周左右为佳。

3. 术前放疗的治疗结果

较早期的Ⅲ期临床试验来自中国医学科学院肿瘤医院 1998 年的报道。研究显示，贲门癌患者接受术前放疗加手术较单纯手术可提高生存率。研究入组 370 例患者，随机分为术前放疗联合手术组和单纯手术组，放疗剂量为 40 Gy，共 20 次。结果显示，术前放疗可提高肿瘤切除率（89.5% 对比 74.9%）和 R0 切除率（80.1% 对比 60.8%），并且取得了长期生存率的提高，两组 10 年生存率分别为 20.3% 和 13.3%（P=0.009）。局部失控率在两组分别为 39% 和 55%。此项研究显示了术前放疗对贲门癌患者局部控制和生存的益处。

鉴于在辅助治疗中观察到同步放化疗优于单纯放疗，在此后进行的Ⅱ期临床试验中，新辅助治疗均采用联合放化疗。Ajani 等报道术前放化疗 34 例多中心研究结果，术前化疗方案为 5–Fu、亚叶酸和顺铂，放疗同步的化疗为 5–Fu，照射剂量为 45 Gy，85% 的患者随后接受了手术；R0 切除率为 70%，病理完全缓解率为 30%，部分缓解率为 24%；显示对新辅助治疗有反应的患者，其中位生存时间为 63.9 个月，明显长于无反应者的 12.6 个月（P=0.03）。而且新辅助放化疗提高了手术切除率，显示了新辅助放化疗的疗效。在此后的一项Ⅱ期临床试验中，同步放化疗在 5–Fu 的基础上增加了每周 45 mg/m^2 的紫杉醇同步化疗。然而，结果并非如预期设想的加强同步化疗可提高疗效。41 例入组患者的 PCR 率并未提高（20%）。研究报道时的中位随访时间为 36 个月，在 41 例患者中有 28 例（68%）仍存活，故未达中位生存时间。与前一项Ⅱ期临床试验相似的是，同样观察到新辅助治疗后肿瘤有降期的患者具有较好的预后。但不良反应较 5–Fu 单药化疗明显增多。因此，在胃癌中采用较强烈的同步放化疗方案需谨慎。

前述 CROSS 研究的结果证实，无论腺癌和鳞癌，新辅助放化疗都可以提高患者的总生存率。

（三）胃癌的术后放疗

1. 术后放疗适应证

术后放疗适应证：①一般情况较好，KPS 评分≥ 70；② $T_{3\sim4}$ 期和 / 或淋巴结阳性或切缘阳性患者；③无远处转移的证据；④肺、肝、肾、心脏功能无严重损伤。

2. 术后放疗的治疗结果

SWOG 9008/INT–0116 研究是一项具有里程碑意义的临床研究，研究了可手术切除的胃癌或 EGJ 腺癌患者手术联合术后放化疗对生存的影响。研究中有 556 例胃或 EGJ 腺癌患者（ⅠB ~Ⅲ期）随机分组，分别接受单独手术（275 例）或手术联合放化疗（281 例，静脉注射 5–Fu+ 亚叶酸，在同步放化疗之前或之后）。大部分患者为 T_3 或 T_4 期肿瘤，仅有 31% 患者为 $T_{1\sim2}$ 期，其中 85% 患者淋巴结转移阳性，14% 患者为淋巴结转移阴性。手术的清扫范围并不作为该研究关注的内容。术后放化疗（针对所有≥ T_1，伴或不伴淋巴结转移的患者）可明显改善总生存期和无复发生存期。中位总生存期在单纯手术组和放化疗组分别为 27 个月和 36 个月（P=0.005）。放化疗组相较于单纯手术组，具有更好的 3 年总生存率（50% 对比 41%），以局部复发为首次复发的比例在放化疗组明显降低（19% 对比 29%）。当中位随访时间＞ 10 年时，接受术后同步放化疗的 Ⅰ B ~Ⅳ（M_0）期胃癌患者的生存仍保持获益，并且没有观察到远期不良反应的增加。该项研究的发表确立了放疗在胃癌辅助治疗中的价值。而且后续 7 年和 11 年长期随访结果均表明，术后辅助放化疗对无病生存和总生存仍保持，并未随时间的延长而减弱。

虽然 SWOG 9008 / INT–0116 研究结果建立了未接受术前治疗的胃癌患者以完全切除术后放化疗为标准治疗的模式，但是也存在一些问题，如较严重的不良反应、淋巴结清扫不足和相对较弱的辅助化疗方案。SWOG 9008 / INT–0116 研究中，放化疗组具有较高的 3 ~ 4 级的血液学不良反应和胃肠道不良反应（分别为 54% 和 33%）。放化疗组的 281 例患者，仅有 64% 的患者完成了所有治疗，而 17% 的患者因为不良反应中断了治疗。3 例患者（1%）死于化疗引起的不良反应，包括肺纤维化、心血管事件和骨髓抑制。研究中接受 D2 根治术的比例仅有 10%。因此有学者认为，辅助放化疗仅对手术彻底性清除有局限的患者才有意义，对于 D2 清扫术后是否需要辅助放化疗仍存有争议。对此，韩国学者开展了一项 D2 术后患者接受辅助化疗与辅助放化疗的 ARTIST 研究。该研究入组的 458 例患者的手术均规定必须接受 D2 根治术。研究结果显示，放化疗组和单纯化疗组的 3 年无病生存率分别为 78.2% 和 74.2%（P=0.086 2），差异无统计学意义。但在有淋巴结转移的患者中，接受放化疗患者的 3 年无病生存率为 77.5%，高于单纯化疗组的 72.3%（P=0.036 5），提示有淋巴结转移的患者值得进一步进行放化疗的相关研究。为此，针对淋巴结阳性患者的 ARTIST– Ⅱ期临床试验启动。需要注意的是，由于事件的发生较预期的少，该 ARTIST 研究最终分析的时间早于最初计划的时间。这可能与 60% 的患者均为早期（ Ⅰ B ~ Ⅱ A）胃癌有关，这些早期胃癌的患者中有超过 20% 的为 T_1 或 T_2 期，而在西方国家，这些早期患者多数并不需要辅助放化疗。因此，在目前的研究证据中，SWOG 9008/INT–0116 研究中接受 D2 根治术的比例较低，而 ARTIST 研究中，纳入的早期患者比例过高，使得对局部进展期患者术后辅助放化疗真实作用的共识尚未能达成一致。

3. 照射范围与放疗剂量

（1）照射范围

胃癌术后患者常见的局部区域复发是区域淋巴结的复发转移，容易出现复发的淋巴结区包括腹主动脉旁淋巴结、肝十二指肠韧带淋巴结和胰周淋巴结。其他可能出现复发的部位有吻合口、肿瘤床、十二指肠残端等。术后放疗的照射范围应该包括高危复发淋巴结区域、瘤床、吻合口或十二指肠残端，以及存在肿瘤残留的区域。

（2）术后放疗剂量

切缘阴性者 45.0 ~ 50.4 Gy，存在肿瘤残留的区域可以局部加量至 54 Gy，采用常规分割照射。

（四）胃癌的靶向治疗

ToGA 研究是首个在人类表皮生长因子受体 2（HER-2）阳性胃癌患者中评价曲妥珠单抗联合顺铂及一种氟尿嘧啶类药物的前瞻性多中心随机Ⅲ期临床研究。这项研究证实，对于 HER-2 阳性的晚期胃癌患者，曲妥珠单抗联合标准化疗的疗效优于单纯化疗。该研究中，HER-2 阳性（IHC-3 阳性或 FISH 阳性）胃癌和 EGJ 腺癌（局部晚期、复发或转移性）患者共有 594 例，其中大部分为胃癌患者。患者被随机分组，分别接受曲妥珠单抗联合化疗或单纯化疗。中位随访时间在两组分别为 19 个月和 17 个月。与单纯化疗相比，曲妥珠单抗联合化疗组的中位总生存期显著改善（分别为 13.8 个月和 11 个月，P=0.046）。这一研究确立了曲妥珠单抗联合化疗在 HER-2 阳性晚期胃癌或 EGJ 癌患者中的标准治疗地位。

七、胃癌复发和转移的治疗

肿瘤局部进展、转移或复发时推荐患者接受姑息治疗（包括化疗、减症放疗、临床试验或者最佳支持治疗），对于局部复发可耐受手术的患者，手术也是一种治疗选择。

（一）局部区域复发

对于局部区域复发而言，部分患者仍能取得较好的预后。当前，胃癌根治术后局部或区域性复发的治疗方法主要包括手术治疗和局部放疗。对部分胃切除后的残胃复发可以进行全胃切除，并可能获得长期生存；对其他类型的局部复发，通常难以再次实施手术切除。对于不能再次进行手术治疗的患者，放疗作为一种局部治疗手段，可在一定程度上帮助控制局部或区域性复发病灶，缓解患者症状，提高其生活质量。

胃癌根治术后局部或区域性复发的放疗指征：无再次手术可能且无远处转移，或者伴有远处转移但需行局部姑息减症治疗。

李桂超等对胃癌术后局部区域复发患者应用放化疗进行治疗取得了较好的效果。在 43 例患者中，吻合口或十二指肠残端复发 11 例（25.6%）、肿瘤床复发 5 例（11.6%）、残胃复发 2 例（4.6%），区域淋巴结转移 35 例（81.4%）。所有患者放化疗后的中位随访时间为 19 个月，中位术后复发时间为胃癌根治术后 15 个月。放化疗后的中位生存时间为 15 个月，1 年生存率为 59%，2 年生存率为 31%。中位肿瘤缓解时间为 14 个月，预后与复发部位（P=0.023）和性别（P=0.038）有关。该研究结果还显示，N 分期较高的患者，其术后复发时间也较短，由此提示淋巴结转移患者可能更需要接受术后放化疗。

（二）远处转移的治疗

远处转移包括骨转移、脑转移、腹膜种植转移等，以化疗为主的综合治疗能够缩小肿瘤，减轻症状，延长生命。姑息性放疗，姑息性改道手术，支架植入，肠内、肠外营养支持，以及其他的最佳支持手段对提高患者的生活质量、延长生存时间起到重要作用，也可以参加临床试验。

八、放疗并发症

对胃癌进行放疗的主要目的是杀灭肿瘤细胞，在放疗的同时，周围的正常组织和器官也可能受到一定的损伤。随着精确放疗技术的应用，周围正常组织的损伤较以往明显减少。胃癌常见的放疗并发症如下。

（一）放射性肾炎

几乎是胃癌放疗中必然发生的并发症，多在照射剂量为 30 ~ 40 Gy 时出现。此时有明显的食欲减退、恶心、呕吐和上腹部疼痛等症状。防治的办法为注意卧床休息，多饮水，以利于代谢物的排泄。应少食多餐，吃易消化的食物，不要吃过甜、过咸、辛辣、油腻的食物。口服维生素 B_6、甲氧氯普胺等药物，可减轻恶心。如呕吐明显，可使用 5- 羟色胺受体拮抗剂和激素治疗。症状较重者、治疗效果不好时可考虑外周静脉营养和停止放疗。

（二）放射性肝损伤

自从运用精确放疗技术以来，放射性肝损伤的发生率已明显下降。由于肝的代偿功能强大，少部分肝接受较高剂量的照射，对其功能影响不大。临床上一般出现恶心、食欲下降、转氨酶升高等症状，可以给予对症处理，一般放疗结束后会较快恢复。如果出现转氨酶升高，可酌情给予口服或静脉保肝药物，一般 1 ~ 2 周可以恢复正常。可视病情的轻重，考虑是否暂停放疗。

（三）放射性肾损伤

肾跟肝的情况类似，目前在严格限制剂量的情况下，肾的受照射剂量被限制在一定的范围内，很少出现明显的肾损伤。肾损伤早期反应可能表现为肌酐的升高，而剂量超过一定的范围，受照射的肾组织晚期会出现肾功能减退甚至丧失。一旦出现晚期损伤，很难恢复，所以需要严格限制肾的照射剂量。

（四）放疗后红细胞、白细胞、血小板减少

造血系统对放射线高度敏感。其产生的原因是放疗时骨髓内各种造血细胞的分裂繁殖受到抑制，导致向外周血中释放的成熟细胞减少，包括白细胞、红细胞和血小板。生成这 3 种细胞的前体细胞对射线的敏感程度是一样的，但由于白细胞和血小板的寿命很短，因此外周血中白细胞和血小板会很快减少，而红细胞的生存时间较长，贫血出现较晚。因此，放疗期间应每周检查血常规 1 ~ 2 次，对白细胞和血小板减少明显者，给予造血细胞因子治疗，严重时输血及停止放疗。

（五）放射性食管损伤

食管是胸部放疗的剂量限制性器官之一。食管黏膜组织属早期反应组织，反应的严重程度反映了死亡的干细胞和存活的克隆源性细胞再生之间的平衡。治疗 EGJ 肿瘤可能会使食管受到一定的照射。但是胃癌放疗的总剂量不高（< 60 Gy），所以一般不会出现比较严重的食管损伤。

急性放射性食管炎一般在接受 2 ~ 3 周剂量为 20 ~ 30 Gy 的常规照射后症状逐步明显，合并化疗者发生得会更早。对于 1、2 级急性放射性食管炎可继续接受放疗，并密切观察病情的变化，同时给予适当的对症处理。如患者不能正常饮食，可改为半流质或流质饮食，或采用全能营养素服用；同时，必须改变饮食习惯和结构。对于 3 级以上的放射性食管炎应停止放疗，并适时采用肠道内或肠道外营养支持治疗。无法进食时，可考虑置胃管、胃造瘘等措施。

（六）放射性心脏损伤

放射性心脏损伤的发生率与心脏受照射的体积密切相关，受照射的体积越大，放射性心脏损伤的发生率就越高。心脏受到照射后，心包最容易发生损伤，因此放射性心包炎是放射性心脏损伤最常见的临床表现。心肌、心瓣膜、心内膜也可受到损伤。心脏的放射性损伤可以发生在放疗期间，但一般发生在放疗后 6 个月至 8 年。放疗前或放疗过程中应用某些化疗药物如阿霉素等会加重心脏的损伤。

（七）其他器官放射性损伤

1. 放射性脊髓损伤

在常规分割放疗中，以脊髓炎和 / 或脊髓坏死为观察指标，脊髓在受照体积（长度）为 1/3（5 cm）、2/3（10 cm）、3/3（20 cm）时出现 $TD_{5/5}$（放疗后 5 年内有 5% 的患者出现放射性损伤）的剂量分别为 50 Gy、50 Gy、47 Gy，出现 $TD_{50/5}$（放疗后 5 年内有 50% 的患者出现放射性损伤）的剂量分别为 70 Gy、70 Gy、68 Gy；单次照射的 $TD_{5/5}$ ~ $TD_{50/5}$ 剂量为 15 ~ 20 Gy。

脊髓损伤的临床表现为感觉异常（麻刺样感觉、发散样疼痛和 Lhermitte 征）、感觉麻木、运动无力和大小便失禁等，不同节段的脊髓损伤有特定的受损平面。Lhermitte 征一般发生在放疗结束后 2 ~ 4 个月，以后持续存在或在 6 个月后再度出现。感觉麻痹、麻木或大小便失禁等出现在放疗后 6 ~ 12 个月。同步应用神经毒性药物如甲氨蝶呤、顺铂、依托泊苷等会加重损伤。诊断为脊髓损伤时需与肿瘤压迫或转移所引起的症状相鉴别。预防损伤发生比治疗更重要。目前的治疗方法主要是采用糖皮质激素，如地塞米松 10 mg，静脉滴注，每日 1 次，持续 10 ~ 14 天，以后逐渐减量。神经营养药物的应用也有一定的作用。

2. 皮肤损伤

皮肤损伤常见于腹壁或背部皮肤，一般较轻微，不需特殊处理。

第四章　泌尿系统肿瘤放疗

第一节　肾肿瘤

肾肿瘤多为恶性，城市地区发病率高于农村地区。发病高峰年龄为 50 ~ 70 岁。吸烟与肥胖是肾肿瘤发生的危险因素。

一、病理类型

肾肿瘤病理类型复杂，临床表现各异。1951 年 Foot 等将肾肿瘤分为肾实质细胞瘤、肾移行细胞瘤、肾胚胎瘤、肾间质瘤和继发性肾肿瘤 5 类。肾肿瘤具体病理分型有以下几种。

（一）肾细胞癌

约占肾恶性肿瘤的 85%。主要生长在肾髓质，很少向肾盂穿透，可向肾包膜浸润，镜下又可分为 4 类：①乳头状肾细胞癌，对放射线较敏感；②颗粒细胞癌，对放射线敏感；③透明细胞腺癌，为肾细胞癌中最常见的一种类型，放射线敏感性比以上两型差；④未分化癌，为肾肿瘤中恶性程度最高的一种，对放射线较敏感。

（二）移行细胞癌

主要发生在肾盂。肾盂的移行细胞癌常可沿尿路扩散。恶性度高，对放射线不太敏感。

（三）鳞癌

极为少见，发病多与肾盂肾炎、结石病有关。

（四）肾母细胞瘤

起源于后肾胚基组织，对放射线敏感。

二、扩散途径

（一）直接扩散

肾的被膜由外向内分 3 层，分别为肾周围筋膜、肾脂肪囊和肾包膜。肾包膜为一层包围肾表面的纤维结缔组织，肿瘤一旦突破肾包膜，预示肾肿瘤分期提高。侵犯包膜后可达肾周围组织。肾盂癌可通过尿路蔓延到输尿管和膀胱。

（二）血行播散

肾肿瘤侵犯血管后，肿瘤细胞进入静脉引起血行播散，有时在术中可见肾静脉甚或腔静脉内充满瘤栓。转移部位常见为肺、骨、脑、肝及肾上腺等。肾肿瘤通过椎后静脉丛（Batson 静脉丛）转移的情况较为特殊。椎后静脉丛的侧支循环丰富，与奇静脉、腰静脉、支气管静脉、肋间静脉等体循环相通，因此，肾肿瘤可发生多种罕见的部位转移，如耳、鼻、鼻旁窦、眼、舌、心脏房室结、脐、外生殖器、口角皮肤等处。

（三）淋巴转移

肾的淋巴管分为深浅两部分，深部分布在肾小管及肾间质的血管周围，浅部分布在被膜下。深浅淋巴互相交通，首先引流至肾蒂淋巴结，然后至腹主动脉旁淋巴结，并可转移至纵隔气管旁淋巴结，通过乳糜池、胸导管可达锁骨上淋巴结。

三、诊断及分期

（一）诊断

肾肿瘤早期症状常不明显。间歇性无痛肉眼可见的血尿是最常见的临床表现，其次是腰痛和腹部或腰部肿块。这三大典型症状出现时，均已为晚期。只要有其中一种症状，就应高度重视。通过腹部平片、静脉性或逆行性肾盂造影、腹部 B 超、肾动脉造影等诊断手段，肾肿瘤的诊断在手术前多数能够得到明确的结论。

（二）分期

肾肿瘤 TNM 分期如下。

1.T

T_x：原发肿瘤无法评估。

T_0：无原发肿瘤证据。

T_1：T_{1a}——肿瘤最大径 $\leqslant$ 4 cm，局限于肾脏。

T_{1b}——4 cm $<$ 肿瘤最大径 $\leqslant$ 7 cm，局限于肾脏。

T_2：T_{2a}——7 cm $<$ 肿瘤最大径 $\leqslant$ 10 cm，局限于肾脏。

T_{2b}——最大径 $>$ 10 cm，局限于肾脏。

T_3：T_{3a}——肿瘤侵犯肾静脉或其主要分支，或侵及肾盂，或肾周和 / 或肾窦脂肪组织，但未超出肾周筋膜。

T_{3b}——肿瘤瘤栓延伸至横膈以下的下腔静脉。

T_{3c}——肿瘤瘤栓延伸至横膈以上的下腔静脉，或侵犯下腔静脉壁。

T_4：肿瘤已超出肾周筋膜。

2.N

N_x：区域淋巴结无法评估。

N_0：无区域淋巴结转移。

N_1：区域淋巴结转移。

3.M

M_0：无远处转移。

M_1：有远处转移。

4. 临床分期

Ⅰ期：$T_1N_0M_0$。

Ⅱ期：$T_2N_0M_0$。

Ⅲ期：$T_1N_1M_0$、$T_2N_1M_0$、$T_3N_0N_0$、$T_3N_1M_0$。

Ⅳ期：T_4 任意 NM_0、任意 T 任意 NM_1。

四、治疗原则

肾肿瘤的主要治疗方法是手术切除。手术的选择包括根治性肾切除术和保留肾单位手术。经典根治性肾切除术的范围包括病侧肾脏、肾周筋膜、肾周脂肪、区域淋巴结及同侧肾上腺。保留肾单位手术适用于那些根治性肾切除术会导致功能性无肾而必须透析的患者。近年来，保留肾单位手术在 T_1 期患者、对侧肾功能正常患者中的应用日益增多，且治疗效果与根治术相似。手术切除后，20% ~ 30% 的局限性肿瘤患者将复发。Ⅰ期术后一般不需放化疗，Ⅱ、Ⅲ期术后行辅助性放疗和化疗。Ⅳ期主要采用放疗、化疗、免疫疗法、内分泌和激素治疗等综合治疗。肾肿瘤患者若有单个转移灶，应争取患肾和转移灶的切除或采取精确放疗。对多发性转移者，在条件许可的情况下，亦应切除原发灶后行综合治疗。对无法手术切除或术后残留者可行放疗。分子靶向药物中的索拉非尼、舒尼替尼已被列入复发和不能切除的肾细胞癌的一线治疗；对于透明细胞癌，白细胞介素 –2（IL–2）也被列入一线治疗。

五、放疗

（一）术前放疗

术前放疗的主要目的是使肾周围怒张的静脉减压和使肿块缩小，便于手术切除，使原先不能手术的病例变为可手术病例。Rickes 报道了 16 例病例，其中 11 例是原先不可手术者，经放疗成为可手术者，有些病例可以获得 15 ~ 20 年的长期生存。术前放疗还可以使肾肿瘤细胞的活力降低，可能可以降低远处转移和局部种植的发生率。但 Juusela 等报道术前放疗对 5 年总生存率无影响，没有对局部控制率进行分析。

（二）术后放疗

根治术后辅助放疗在肾肿瘤治疗中无明显意义。术后放疗的目的主要是为了减少局部复发的可能性，进而提高根治机会。其适应证是：①切缘阳性；②有引流区淋巴结转移。

（三）术前—手术—术后放疗

有报道，对较大肿瘤或病期较晚者，先术前放疗以便于手术，手术中发现局部复发的可能性大时，可再用术后放疗。一般先照射 30 Gy，共 3 周，休息 2 ~ 4 周再手术，术后再照射 30 Gy，共 3 周。

（四）姑息性单纯放疗

1. 肾区放疗

病期较晚、肿块较大或因其他原因不宜手术者，进行局部肾区照射可缩小肿块，减轻痛苦，对控制血尿有一定疗效，但很难达到根治。

2. 转移区放疗

肾肿瘤血行转移最好发的部位为骨、肺和脑。条件许可的情况下可先切除孤立性的转移灶，辅以一定剂量的局部放疗。对于孤立性转移灶，单纯高剂量局部照射也有一定的效果。对多发性转移病例，可照射症状最严重的部位，以减轻痛苦。

对于局部晚期不能手术的肾肿瘤，单纯放疗的照射剂量要求较高，这样势必会加重邻近器官的放射反应。近年来，3D-CRT 的应用使这一难题较好地得到解决。3D-CRT 可以使靶区剂量分布更合理，使靶区周围正常组织受照射量减少，提高靶区的照射剂量，减少周围正常组织的并发症。以往肾肿瘤的放疗效果不理想，除部分肾肿瘤对放射线不敏感因素外，还与肾周围正常器官难以耐受高剂量照射有关。随着放疗技术的进步，特别是 3D-CRT 或 IMRT 的应用，肾肿瘤的放疗疗效将会有一定的提高。

（五）放疗方法

不论术前或术后照射的靶区应包括患侧全肾区（或肾窝），同侧肾门、肾静脉，双侧腹主动脉旁淋巴结。

放疗照射方法可用前后野照射，也可加用侧野照射，以更好地保护正常组织。因解剖上的特点，左右肾照射应有区别。在解剖横截面图上可知：①下腔静脉位于中线右侧，在第 2 腰椎水平分出左右肾静脉。右肾静脉完全位于右侧，距体中线≥ 2 cm，而左肾静脉由位于体中线右侧的下腔静脉分出，越过体中线和腹主动脉进入左肾。②双侧肾静脉均位于体厚的后 3/5 之内。③如照射左肾区及肾静脉，为避开脊髓，设在腹中线右侧的斜入照射野和体中线正好形成 30° 夹角。

为在给予靶区有效剂量照射的同时尽可能保护周围重要脏器，应尽量采用 3D-CRT 或

IMRT，进行照射野设计时，应将CT得到的受照射部位的横截面图输入3D-TPS进行设计。较好的治疗计划必须通过选择治疗设备、射线的能量、靶区的几何及物理条件（如入射角、剂量比、组织补偿等）等使得最后靶区的剂量分布满足下述要求：肿瘤剂量要求准确；治疗的肿瘤区域内，剂量分布要均匀，剂量变化梯度不能超过10%，即达到90%的等剂量分布；靶区设计应尽量提高治疗区域内剂量（80%以上），降低照射区正常组织受照射剂量（低于50%）；保证肿瘤周围重要器官免受照射，至少不能超过耐受剂量范围。在进行肾脏放疗时要保护对侧正常肾脏（如在用侧野照射时），剂量最好控制在20 Gy，共2～3周，至少要使全肾体积的1/3得到保护，受照射剂量＜15 Gy；脊髓受照射剂量也应控制在常规分割下40～45 Gy范围，共4周；小肠的受照射剂量控制在50 Gy以下。右侧病变，肝脏一部分包括在照射野内，但应尽可能减少肝的受照射剂量。使肝脏体积的30%受照射剂量控制在36～40 Gy。行左侧肾肿瘤术后放疗时，应考虑胃的受照射量，剂量应控制在50 Gy以下，共4～5周。

肾肿瘤放疗常选用^{60}Co γ射线或高能X射线，术前放疗剂量为35～40 Gy，共4周左右，术后放疗一般剂量为45～50 Gy，每次1.8～2.0 Gy。对肉眼或镜下可见残留者，可局部加量至每次10～15 Gy。若用于转移灶的姑息止痛，常给予姑息性照射30 Gy，可每次5 Gy，每周2次；或每次5 Gy，每天1次；或每次3 Gy，每周5次。

六、预后

（一）肾肿瘤根治术后的5年生存率

肾肿瘤根治术后的5年生存率，Ⅰ期为51%～93%，Ⅱ期为47%～80%，Ⅲ期为12%～63%，Ⅳ期为0%～20%。Rafla报道了244例肾细胞癌患者，其中94例进行术后放疗者的局部复发率为7%，而单纯放疗的96例为25%。其分析结果表明，同时有肾盂、包膜侵犯者，术后放疗是有益的。冯炎等分析了90例肾肿瘤患者，发现术后放疗可显著降低局部复发率，从而提高疗效。

（二）术前放疗可以缩小肿块，便于手术

Saksela等报道，对在30～50 Gy放疗后3周再行肾切除和单纯肾切除患者，检查标本中癌细胞出现率在术前放疗组中为18%，未做术前放疗组中为71%。但尚无确切的证据证明术前放疗对局部控制率和生存率有益处。

（三）姑息性放疗

Halperin等报道35例肾肿瘤患者中60个部位的转移灶（骨、脑软组织），用30～45 Gy剂量局部照射，使病变得到缓解。Manon等报道，对肾肿瘤的脑转移灶进行放疗，放疗后3个月有74.2%的患者转移瘤得到了控制。

（四）预后影响因素

肾肿瘤的预后影响因素有原发灶分期、淋巴结转移、远处扩散、组织细胞学类型、病理分级、手术切除程度、性别、年龄、KPS 评分等。多因素分析显示，独立的预后影响因素只有肾静脉侵犯和淋巴结转移。

第二节　膀胱癌

膀胱癌是常见的泌尿系统恶性肿瘤，占全部恶性肿瘤的 1.23% ~ 1.90%。男女发病比例为 4∶1，以 60 ~ 70 岁年龄组最多发。膀胱癌的发生与长期吸烟、长期接触化学工业产品、慢性的局部刺激或感染、长期大量地使用某些药物及遗传因素有关。以血尿和膀胱刺激症状为主要特征性症状。膀胱癌的预后与肿瘤的组织学类型及分化程度、分期、治疗方法等因素有关。

一、概述

膀胱是位于盆腔前部腹膜外的一个中空肌膜性囊性器官，其形状、大小和位置均随其充盈程度而变化。空虚时呈倒锥形，朝向前上方的尖端为膀胱顶，后下部为膀胱底，顶部和底部之间为膀胱体部。顶部和上部有腹膜覆盖，下外侧面与肛提肌、闭孔内肌和腹膜相连，前方与耻骨相连，男性膀胱后方上部借直肠膀胱陷凹与直肠相邻，女性与子宫及阴道前壁相邻。膀胱壁自内向外分为黏膜层、黏膜下层和浆膜层。膀胱内壁由两输尿管口和尿道内口形成的三角区是膀胱镜检查的重要标志，也是肿瘤、结石等的好发部位。

膀胱癌镜下病理分型有移行细胞癌（占 90% 以上）、鳞癌和腺癌。移行细胞癌又可分为分化程度不能评估的移行细胞癌（Gx）、低度恶性的分化好的乳头状癌（G1）、分化较好的乳头状癌（G2）和分化不良的移行细胞癌（G3 和 G4）。

浸润型膀胱癌可直接侵犯邻近器官，在男性能侵犯前列腺和后尿道，在女性则侵犯阴道和子宫。少数直接侵犯直肠，晚期可侵犯盆壁和腹壁。淋巴引流至膀胱周围淋巴结、髂内淋巴结、髂外淋巴结、腹主动脉旁淋巴结及腔静脉淋巴结，偶可向左锁骨上窝淋巴结转移。

40 岁以上的患者出现间歇性、无痛性肉眼可见全程血尿，或血尿伴有膀胱刺激症状时，要提高警惕，需行尿常规检查及尿液脱落细胞学检查进一步筛查。膀胱镜检查及病理检查是确诊膀胱癌的手段，不仅可以明确是否有肿瘤存在，还可以了解肿瘤的位置、形状、大小、侵犯范围、数目、瘤蒂的粗细、表面有无出血和溃疡、活动度以及肿瘤周围的黏膜改变及其与尿道口的关系等，并可在直视下获取病理组织，以明确病变性质、恶性程度等，为临床进行明确的分期及治疗方法的选择提供可靠的依据。影像学检查包括静脉肾盂造影、CT 检查、MRI 检查、超声检查及 PET/CT 检查，可为确定肿瘤的分期提供依据。

二、分期

膀胱癌 TNM 分期如下。

（一）T

T_x：原发肿瘤无法评估。

T_0：无原发肿瘤证据。

T_a：非浸润性乳头状尿路上皮癌。

T_{is}：原位癌（平坦肿瘤）。

T_1：肿瘤浸润固有层（上皮下结缔组织）。

T_2：T_{2a}——肿瘤浸润浅肌层（内侧 1/2 肌层）。

T_{2b}——肿瘤浸润深肌层（外侧 1/2 肌层）。

T_3：T_{3a}——显微镜可见。

T_{3b}——肉眼可见（膀胱外肿块）。

T_4：T_{4a}——肿瘤浸润前列腺、子宫、阴道。

T_{4b}——肿瘤浸润盆壁、腹壁。

（二）N

N_x：区域淋巴结无法评估。

N_0：无区域淋巴结转移。

N_1：真骨盆单个区域淋巴结转移（膀胱周围、闭孔、髂内、髂外、骶前淋巴结转移）。

N_2：真骨盆多个区域淋巴结转移（膀胱周围、闭孔、髂内、髂外、骶前淋巴结转移）。

N_3：髂总淋巴结转移。

（三）M

M_0：无远处转移。

M_1：M_{1a}——区域淋巴结以外的淋巴结转移。

M_{1b}——非淋巴结远处转移。

（四）临床分期

0a 期：$T_aN_0M_0$。

0is 期：$T_{is}N_0M_0$。

Ⅰ期：$T_1N_0M_0$。

Ⅱ期：$T_{2a}N_0M_0$、$T_{2b}N_0M_0$。

ⅢA期：$T_{3a\sim4a}N_0M_0$、$T_{1\sim4a}N_1M_0$。

ⅢB期：$T_{1\sim4a}N_{2\sim3}M_0$。

ⅣA期：$T_{4b}N_0M_0$、任意T任意NM_{1a}。

ⅣB期：任意T任意NM_{1b}。

三、治疗

（一）治疗原则

膀胱癌以往的治疗方法以外科手术为主，但近年来，综合治疗在膀胱癌的治疗中占据了重要地位。特别是在肌层浸润性膀胱癌患者，手术与放疗、化疗及热疗相联合的综合治疗在保留膀胱功能的同时提高了长期生存率。黏膜表浅型病变多以保存膀胱的保守治疗为主，包括经尿道膀胱肿瘤完整切除、卡介苗或化疗药物膀胱灌注、光动力学治疗等，5年生存率为75%～90%，但保守治疗后复发率高达70%。有报道建议T_1期G3患者可辅以术后放疗。根治性膀胱切除术联合尿道改道术是肌壁浸润型的标准治疗。近年来有报道建议，可行经尿道膀胱肿瘤最大程度切除术后综合同步放化疗，也可取得与根治性膀胱切除术相似的疗效，并使部分病例保存了膀胱功能，改善了患者的生活质量，而保守治疗失败后可选择根治性膀胱切除术作为补救措施。远处播散型以放疗和化疗的综合治疗为主。

（二）放疗适应证

1. 根治性放疗

主要适用于有手术禁忌证的患者、拒绝手术的患者和术后局部复发的患者。全盆腔照射剂量为40～50 Gy，然后对肿瘤补量至64～66 Gy。5年生存率为20%～40%，局部控制率约为40%，约70%的病例可保留正常膀胱功能。

2. 术前放疗

主要适用于T_3期膀胱癌。术前放疗一般为全盆腔照射，剂量为20 Gy（共1周）至50 Gy（共5周）。有研究表明，经剂量为40～50 Gy的术前放疗，临床分期为T_3期的肿瘤50%～75%可以得到分期下降，切除的膀胱30%～40%无肿瘤可见，盆腔淋巴结转移率比预期减少50%左右，盆腔复发率降低至10%以下。大多数临床报道认为，术前放疗加膀胱切除术与单纯膀胱切除术相比，5年生存率可提高15%～20%，生存率的改善主要见于术前放疗后分期有降级表现者。

3. 术后放疗

适用于手术切缘阳性、局部病变较晚（T_{4b}）和仅行姑息手术的病例。膀胱内或骨盆、腹壁有残余肿瘤，腹壁有肿瘤种植者，先全盆腔照射使病灶位置缩小25%以上的剂量40～45 Gy，共4～5周，如临床证实仍有残余肿瘤，用小靶区补量；进行全膀胱切除手术后，有盆腔淋巴结转移或盆腔内种植者，术后放疗靶区根据手术病理情况决定，可采用全盆腔或全膀胱照射，剂量为 40 ~ 45 Gy，共 4 ~ 5 周，然后针对残余肿瘤范围小靶区追加剂量。

（三）放疗靶区

1. 定位

患者取仰卧位，普通模拟机定位前膀胱插管留置导尿，定位时注入膀胱造影剂 350 ~ 400 ml，拍摄定位片；CT 定位前 1 小时排空膀胱，分别于定位前 1 小时、0.5 小时口服 0.5% 泛影葡胺各 500 ml，然后行 CT 定位扫描。

2. 常规放疗

通常用 6 ~ 15 MV 高能 X 射线或 ^{60}Co γ 射线。照射范围包括全盆腔照射和全膀胱照射。前后左右对称四野盒式照射是最常用的治疗技术。

（1）全盆腔照射靶区

包括髂内、髂外动脉旁淋巴结和闭孔区。

前后靶区：①上界，腰骶部与第 1 骶椎椎体间隙；②下界，耻骨联合或闭孔下缘，如有膀胱颈部、前列腺、尿道受侵，可延伸至受侵部位下缘 1 cm，以膀胱为上下位置的中心点，缩小靶区时中心位置不变；③两侧界，骨性骨盆外 1.5 ~ 2.0 cm，注意保护股骨头和部分髂骨。

双侧靶区：①上下界与前后靶区相同；②前界，造影或 CT 影像所见膀胱最前端外放 1.5 ~ 2.0 cm，前上方可保护位于髂外淋巴结前的小肠，前下方可保护耻骨联合外的软组织；③后界，造影或 CT 影像所见膀胱最后端外放 2.0 ~ 2.5 cm，后上方应包括全髂内外淋巴结，后下方可保护部分直肠后壁和肛管。

（2）全膀胱照射靶区

包括膀胱周围 2 cm 范围或包括全肿瘤并外放 2 cm 为宜。

3.3D-CRT 或 IMRT

3D-CRT 或 IMRT 能在各方向上保持靶区形状与所需治疗区域一致，IMRT 还能对靶区内各处的剂量分布按照需要进行调整，另外，3D-CRT 或 IMRT 能对治疗靶区和周边重要器官的受照射剂量进行评估，因此，给予治疗靶区以精确集中照射的同时能最大程度保护未受肿瘤侵犯的正常组织和器官。为了保证治疗时体位的可重复性，在定位和治疗时建议排空膀胱，以减少器官移动和摆位误差，保证照射靶区准确。

（1）治疗靶区的勾画原则

GTV 包括临床影像检查可见的实体肿瘤。CTV1 包括膀胱、近端尿道（男性包括前列腺及其相应尿道）、区域淋巴结（髂内、髂外和闭孔淋巴结）。CTV2 包括膀胱或部分膀胱及周边 2 cm 范围。

（2）危及器官限量

直肠：V70 < 25%，V65 < 40%，V50 < 50%。股骨头：V60 < 30%，V45 < 60%。小肠：最大放疗剂量< 50 Gy。

4. 腔内放疗

用放射性核素胶体溶液注入膀胱，常用 ^{24}Na、^{198}Au 等，适用于表浅肿瘤，但易发生放射性膀胱炎及膀胱挛缩、血尿等，复发率亦高，且防护要求高，故当今极少使用。

腔内中心放射源：用后装技术将小而强的放射源置入膀胱中心，距膀胱壁一定距离（约 2 cm），应注意放射源的位置固定。适用肿瘤直径一般小于 5 cm，常用的放射源是 ^{192}Ir。

组织间植入：先将肿瘤外突部分切除，再在其基部插针状放射源进行放疗，此方法现很少使用。

（四）放疗并发症

1. 急性反应

主要有放射性膀胱炎、直肠炎、小肠炎及膀胱溃疡等。可出现尿频、尿急、大便次数增多、便血、里急后重、腹痛等症状。急性反应与下列因素有关：放疗前 3 周内做过活检；有尿路梗阻；膀胱感染；肿瘤有大溃疡或有坏死。

为了减轻膀胱放疗反应，凡做过膀胱手术者均应在术后 4 ~ 6 周开始放疗。有尿路梗阻者应先缓解梗阻，有感染、溃疡及坏死等情况者应予以抗感染治疗。治疗期间嘱患者尽量多饮水、多排尿，可起到膀胱冲洗的作用。

2. 晚期并发症

（1）血尿

轻者对症处理后可停止，必要时可做电灼。反复发作、大量出血者需做膀胱切除手术。

（2）膀胱挛缩

由膀胱壁纤维化所致。

（3）阴道膀胱瘘或膀胱直肠瘘

与放疗技术不当、剂量过高有关，也与肿瘤的侵犯程度高、放疗前反复做经尿道肿瘤切除等因素有关。晚期并发症与放疗剂量密切相关，且为不可逆性，治疗以对症治疗为主。

第五章　生殖系统肿瘤放疗

第一节　睾丸肿瘤

睾丸恶性肿瘤包括组织形态学和临床表现不同的一大类恶性肿瘤，绝大部分发生于阴囊内睾丸，也可发生于异位睾丸，如盆腔隐睾或腹股沟隐睾。睾丸肿瘤相对少见，占男性恶性肿瘤的 1% ~ 1.5%，其发病率比例有地区和种族差异，如北欧丹麦发病率较高，为 3.2/100 000，亚洲国家为 1/100 000，非洲黑种人很少发生睾丸肿瘤。绝大多数睾丸肿瘤发生于 50 岁以前，各种睾丸肿瘤好发年龄不同，取决于其病理类型，如胚胎瘤和畸胎瘤多发于 20 ~ 30 岁，精原细胞瘤多发生于 30 ~ 40 岁。睾丸精原细胞瘤发生于隐睾者占 15% ~ 20%。隐睾导致恶变与温度升高、血行障碍、内分泌失调或生殖腺发育不良有关。6 岁以前行睾丸固定手术是预防隐睾恶变的有效措施。在睾丸肿瘤患者中，常可追溯到外伤史，外伤不一定是引起肿瘤的主要因素，但肿瘤患者很可能因外伤使病情加重而出现症状。

一、病理

根据世界卫生组织（WHO）的分类，原发性睾丸肿瘤分成睾丸生殖细胞瘤（GCT）和睾丸非生殖细胞瘤（NSGCT）两大类。95% 以上睾丸肿瘤为 GCT。单纯为一种细胞类型者占 60%，混合性占 40%。其中精原细胞瘤占 GCT 的 50%，可分为经典型、间变型和精母细胞型；非精原细胞瘤也约占 50%，包括胚胎癌、畸胎瘤、卵黄囊瘤、绒毛膜癌。NSGCT 主要发生于睾丸的间质细胞和支持细胞，且多发生于儿童时期，如恶性淋巴瘤、间质细胞瘤、性腺胚细胞瘤和横纹肌肉瘤等。本章所述睾丸肿瘤主要指生殖细胞瘤。

二、局部解剖和转移途径

正常睾丸大小约 4.0 cm × 3.0 cm × 2.5 cm，胚胎发育过程中，从腹膜后生殖脊位置通过腹股沟管下降至阴囊。睾丸被膜包括睾丸鞘膜、精索外膜和阴囊。睾丸被致密的白膜被覆，睾丸上极为附睾。致密的白膜对睾丸肿瘤的生长有一定的限制作用，肿瘤很少穿透白膜侵及阴囊皮肤。

睾丸淋巴网分深浅两层，深层淋巴网来自睾丸实质和附睾，先沿精索上行到达腹膜后，再沿腰大肌上行于第 4 腰椎水平，跨过输尿管再分支向上，向内进入腹主动脉旁淋巴结及下腔静脉淋巴结。两侧睾丸的淋巴引流均终止于下腔静脉外侧或前方及下腔静脉与腹主动脉之间。腹膜后淋巴结可借乳糜池及胸导管转移至纵隔和左锁骨上淋巴结，少数也可转移到右锁骨上淋巴结。浅层淋巴网为睾丸鞘膜和阴囊皮肤淋巴，汇流于腹股沟淋巴结，经髂淋巴链上行。

睾丸肿瘤因睾丸鞘膜的限制，不易发生直接蔓延，淋巴转移是最主要、最常见的途径。睾丸为腹腔器官，在胎儿期从腹腔下降至阴囊，因此，睾丸肿瘤淋巴转移的第一站为腹主动脉旁淋巴结。腹股沟淋巴结转移只有在极少见的情况下出现，如肿瘤侵及阴囊皮肤，既往有腹股沟手术史，腹股沟疝手术和睾丸固定术，腹膜后淋巴结广泛转移引起梗阻等，可使肿瘤细胞逆流至腹股沟。因此，睾丸肿瘤绝对禁忌经阴囊活检和穿刺，因为经阴囊活检会给患者带来阴囊和皮肤种植及腹股沟淋巴结转移的可能，从而使病情及治疗复杂化。

晚期肿瘤可经血行转移，特别是滋养层细胞癌易发生血行转移。胚胎瘤和畸胎瘤晚期可发生血行转移，主要到达肺、肝、骨等处。

三、临床表现及诊断

患者早期常无症状，睾丸肿大是早期表现，常为无痛性，有时可有睾丸酸胀感及阴囊单发无痛性肿块、下腹部扪及肿块、尿路刺激症状及下肢水肿。隐睾患者表现为阴囊内无睾丸，肿块位于腹股沟或盆腔。有的患者可首先出现转移的症状，如腰背痛、腹内肿块及锁骨上淋巴结肿大等。睾丸肿瘤由于主要发生在体表，一般较易诊断，但也常被延误。在诊断上除临床表现及体征外，胸片应列为常规检查，必要时行胸部 CT 检查，腹部、盆腔 CT 可显示淋巴结转移灶，还可了解转移灶侵犯邻近组织及脏器的程度，为准确分期和确定治疗方案提供可靠的依据。

睾丸肿瘤标志物有两类：①与胚胎发育相关的癌性物质，如 AFP、人绒毛膜促性腺激素（HCG）；②细胞酶类，如乳酸脱氢酶（LDH）。AFP、HCG、LDH 是最重要的肿瘤标志物，对睾丸肿瘤诊断、判断预后、治疗后监测复发和转移有一定参考价值。绒毛膜上皮癌患者的 HCG 滴度增高，随治疗后病情好转而下降或恢复正常。恶性畸胎瘤和胚胎瘤患者的 AFP 增高，也随治疗后病情变化而变化，而单纯的精原细胞瘤 AFP 为阴性。LDH 是影响睾丸生殖细胞瘤预后的重要因素。血清 LDH 的浓度反映了肿瘤负荷和细胞增殖能力。所有患者均应做 LDH 检查，在临床分期中，考虑了 LDH 增高对预后的影响。

四、分期

睾丸恶性肿瘤的 TNM 分期如下。

（一）T

T_x：原发肿瘤无法评估。

T_0：无原发肿瘤证据。

T_{is}：原位生殖细胞瘤。

T_1：T_{1a}——肿瘤大小＜ 3 cm，局限于睾丸（包括累及睾丸网），无血管或淋巴管浸润。

T_{1b}——肿瘤大小≥ 3 cm，局限于睾丸（包括累及睾丸网），无血管或淋巴管浸润。

T_2：肿瘤局限于睾丸（包括累及睾丸网），有血管或淋巴管浸润；或侵犯肺门部软组织、附睾或穿透白膜，有或无血管、淋巴管浸润。

T_3：肿瘤侵犯精索，有或无血管、淋巴管浸润。

T_4：肿瘤侵犯阴囊，有或无血管、淋巴管浸润。

T_1 细分为 T_{1a}、T_{1b} 只适用于精原细胞瘤。

（二）N

N_x：区域淋巴结无法评估。

N_0：无区域淋巴结转移。

N_1：1 个淋巴结转移灶最大径≤ 2 cm；或者≤ 5 个淋巴结阳性，最大径均≤ 2 cm。

N_2：1 个淋巴结转移灶最大径＞ 2 cm，但≤ 5 cm；或者＞ 5 个淋巴结阳性，最大径均≤ 5 cm；或者有淋巴结外侵犯。

N_3：1 个淋巴结转移灶最大径＞ 5 cm。

（三）M

M_0：无远处转移。

M_1：M_{1a}——非区域淋巴结转移，或肺转移

M_{1b}——非区域淋巴结和肺的其他脏器远处转移。

（四）血清学标记物

睾丸肿瘤的血清学标志物分期（S）见表 5–1。

表 5–1　睾丸肿瘤的血清学标志物分期

S	标志物
S_x	血清学标志物未评估
S_0	标志物水平正常
S_1	LDH ＜ 1.5 × *N*（*N* 表示正常值上限），HCG ＜ 5 000 mIU/ml，AFP ＜ 1 000 ng/ml
S_2	LDH 为（1.5 ~ 10.0）× *N*，或 HCG 为 5 000 ~ 50 000 mIU/ml，或 AFP 为 1 000 ~ 10 000 ng/ml
S_3	LDH ＞ 10 × *N*，或 HCG ＞ 50 000 mIU/ml，或 AFP ＞ 10 000 ng/ml

（五）临床分期

睾丸肿瘤的临床分期见表 5-2。

表 5-2　睾丸肿瘤的临床分期

分期	T	N	M	S
0 期	T_{is}	N_0	M_0	S_0
Ⅰ期	$T_{1\sim4}$	N_0	M_0	S_x
ⅠA 期	T_1	N_0	M_0	S_0
ⅠB 期	T_2	N_0	M_0	S_0
	T_3	N_0	M_0	S_0
	T_4	N_0	M_0	S_0
ⅠS 期	任意 T/T_x	N_0	M_0	$S_{1\sim3}$
Ⅱ期	任意 T/T_x	$N_{1\sim3}$	M_0	S_x
ⅡA 期	任意 T/T_x	N_1	M_0	S_0
	任意 T/T_x	N_1	M_0	S_1
ⅡB 期	任意 T/T_x	N_2	M_0	S_0
	任意 T/T_x	N_2	M_0	S_1
ⅡC 期	任意 T/T_x	N_3	M_0	S_x
	任意 T/T_x	N_3	M_0	S_1
Ⅲ期	任意 T/T_x	任意 N	M_1	S_x
ⅢA 期	任意 T/T_x	任意 N	M_{1a}	S_0
	任意 T/T_x	任意 N	M_{1a}	S_1
ⅢB 期	任意 T/T_x	$N_{1\sim3}$	M_0	S_2
	任意 T/T_x	任意 N	M_{1a}	S_2
ⅢC 期	任意 T/T_x	$N_{1\sim3}$	M_0	S_3
	任意 T/T_x	任意 N	M_{1a}	S_3
	任意 T/T_x	任意 N	M_{1b}	任意 S

五、治疗

目前本病的治疗方案多以综合治疗为主。随着诊断水平的提高、各种新的化疗药物的出现和放疗技术的进展，睾丸恶性肿瘤的治疗有了相当大的进展。不论是哪一种睾丸肿瘤，治疗均应做根治性睾丸切除手术，然后根据病理类型及临床分期决定进一步的治疗方法。手术过程中应首先结扎精索血管及输精管，高位切除睾丸，避免挤压睾丸导致肿瘤播散。

（一）精原细胞瘤的治疗

精原细胞瘤或有精原细胞成分的睾丸肿瘤需做术后放疗。早期睾丸肿瘤（Ⅰ期和Ⅱ期），有 15% ~ 20% 概率复发，所需放疗剂量低，并发症很少，术后应给予腹主动脉旁和同侧髂血管淋巴结照射（即狗腿野），使 DT 的剂量为 20 ~ 30 Gy，不建议术后仅进行观察随诊。Ⅰ期和Ⅱ A 期由于很少出现纵隔复发，所以无须给予纵隔预防照射。Ⅱ C 期适用大靶区或全腹照射。Ⅱ B 期及Ⅱ C 期患者可选择性地做纵隔及左锁骨上区预防性照射，而且放疗前后可行周期性化疗。Ⅲ期患者应以化疗为主，化疗后复查 CT，若无肿块残存可观察，若有残存，建议行 PET/CT 检查，若 PET/CT 阳性，可考虑手术或挽救性化疗，对腹膜后转移肿块，纵隔、锁骨上区、肺内孤立转移灶，以及颅内转移者，放疗也可取得良好疗效。

（二）非精原细胞瘤的治疗

绒毛膜上皮癌原则上除进行睾丸切除外，不做进一步手术或放疗，一般只做化疗；Ⅰ期畸胎瘤和胚胎瘤睾丸高位切除术后应行腹膜后淋巴结清扫术或视情况决定下一步治疗。如清扫后有淋巴结转移，应行术后化疗。Ⅱ A 期和Ⅱ B 期先行腹膜后淋巴结清扫术和术后化疗，然后进行腹主动脉旁淋巴区照射。虽然非精原细胞瘤的放疗敏感性不如精原细胞瘤，但放疗仍为有效的治疗方法。Ⅱ C 期和Ⅲ期首选联合化疗，辅以放疗。对复发或转移灶行补救性放疗仍非常有效，5 年生存率可在 50% 以上。

（三）放疗靶区

1. 狗腿野

即腹主动脉旁及同侧髂血管淋巴引流区。在模拟机下定位，照射范围设计如下：上界在第 10 胸椎下缘，两侧各距中线 4 ~ 5 cm，亦即双侧肾门之内缘，患侧由上向下延伸至第 4 腰椎下缘，再与同侧髋臼外缘相连，由此处再向下延伸；健侧则由上向下延伸至第 5 腰椎下缘交点连线，最后在闭孔下缘与内外两条垂线相连。此照射靶区形状似狗腿，故称“狗腿野”。

此照射靶区的优点是完全依据腹主动脉旁和患侧盆腔淋巴引流的解剖结构而设计，同时照射靶区各距体中线 4 ~ 5 cm，两侧等宽，无左右侧不相等的区别。

腹股沟淋巴结不是睾丸精原细胞瘤的照射靶区，未包括在狗腿野和腹主动脉旁照射靶区内。既往有腹股沟手术史的患者，如果诊断时未见腹股沟淋巴结转移，仍然不需做淋巴结的预防性照射。因为阴囊和腹股沟复发少见，只有在阴囊皮肤明显受侵才考虑照射同侧阴囊。Ⅰ期睾丸精原细胞瘤不论肿瘤是否外侵或是否经腹股沟手术切除肿瘤，均不必照射腹股沟和阴囊。

2. 纵隔 – 锁骨上靶区

对Ⅱ B 期以上患者可做预防性或治疗性照射。在有纵隔淋巴结转移时，需照射纵隔，包括全纵隔及肿瘤所在部位。上界在锁骨头水平即胸切迹水平，下达第 10 胸椎椎体水平，侧界包括纵隔转移灶外放 1 ~ 2 cm。

3. 腹部大靶区或全腹照射

是否行腹部大靶区或全腹照射依腹部淋巴结大小决定，但应及时缩小靶区，以保护小肠和肾脏，切忌过量照射。

3D-CRT 与 IMRT 技术已在临床普遍应用，也可根据淋巴引流途径在定位 CT 上进行靶区勾画，进行 3D-CRT 或 IMRT，对正常组织的保护将更为有利。

（四）放疗剂量

精原细胞瘤对放射高度敏感。一般来说，Ⅰ期精原细胞瘤以总量 25 ~ 30 Gy，照射 3 ~ 4 周为宜。Ⅱ A 期及Ⅱ B 期总量 35 Gy，照射 4 ~ 5 周。Ⅱ C 期全腹照射 20 Gy 后缩小靶区，总量 35 ~ 40 Gy，照射 4 ~ 5 周。纵隔有转移时总量 35 ~ 40 Gy，照射 4 ~ 5 周。锁骨上淋巴结转移时总量 40 Gy，照射 4 周。纵隔和锁骨上预防性照射总量 25 Gy，3 周为宜。睾丸胚胎癌和畸胎瘤总量需为 45 ~ 50 Gy，照射 4 ~ 5 周，如有转移时，则总量增至 50 ~ 60 Gy，照射 5 ~ 6 周。术前放疗肿瘤照射剂量应限于 10 Gy，照射 1.5 周，以免造成术后病理诊断的困难，但一般不做常规术前放疗。

（五）放疗反应

胃肠道反应较为普遍，主要为恶心、呕吐、食欲缺乏和大便次数增多。白细胞及血小板下降也较常见，故须控制照射频次，并给予支持疗法和对症处理。睾丸精原细胞瘤经放疗后尚无明确后遗症。但非精原细胞瘤的生殖细胞肿瘤如照射剂量偏高，不及时缩小靶区和保护脏器，则有可能发生下肢水肿、放射性肠炎、放射性肾炎，治疗时应谨慎。

（六）化疗

睾丸精原细胞瘤术后需做放疗已被公认，一般可不做化疗，而对Ⅱ B 期、Ⅱ C 期腹腔大肿块和Ⅲ期的睾丸精原细胞瘤，以及Ⅱ期及Ⅱ期以上的睾丸非精原细胞瘤手术后可采用化疗，尤其是绒毛膜上皮癌，化疗更为重要。如患者合并“马蹄肾”则不予放疗，改用全身化疗。目前主流是以顺铂为主的方案化疗，化疗后的长期生存率在 80% 以上。PEB 方案（顺铂、依托泊苷、博来霉素）和 EP 方案（依托泊苷、顺铂）方案为标准化疗方案，完全缓解率可在 58.5% ~ 81.8%。化疗后复查 CT，若无肿块残存可观察，若有残存，建议行 PET/CT 检查，若 PET/CT 阳性可考虑手术、挽救性化疗或放疗。若无条件行 PET/CT、CT 示残存肿块＞ 3 cm，可选择手术、放疗或观察；若残存肿块≤ 3 cm，可观察；若复查 CT 示肿瘤进展，可行挽救性治疗。

六、预后

（一）临床分期与预后的关系

睾丸肿瘤病期越早预后越好，一旦出现转移，则生存率明显下降。Ⅰ期 5 年生存率为

95% ~ 100%，Ⅱ期为 50% ~ 90%，Ⅲ期为 0% ~ 56%。

（二）病理类型与预后的关系

单纯精原细胞瘤预后最好，胚胎癌和畸胎瘤较差，绒毛膜上皮癌更差。

（三）治疗方法与预后的关系

合理的综合治疗（手术 + 放疗和 / 或化疗）优于单一治疗。单纯手术治疗效果较差，配合放疗或化疗可明显提高生存率，降低复发率及远处转移率，如对精原细胞瘤行睾丸根治性切除后，不做腹膜后淋巴区照射者 5 年生存率仅为 50% 左右，进行术后放疗者则可在 80% ~ 100%。

（四）复发和转移患者的预后

这些患者应采取积极治疗，仍有可能获得根治。笔者所在医院有 2 例患者在手术加膈下淋巴区放疗后出现肺转移，进行放疗后又已分别健康生存 7 年和 8 年。其中一例睾丸精原细胞瘤合并胚胎瘤及畸胎瘤患者，放疗后 9 个月出现右肺巨大转移灶（10.0 cm × 10.5 cm），经局部和纵隔 40 Gy 照射后，肿块仅稍有缩小，但观察 9 个月后肿块完全消失，健康生存 8 年，并能参加正常工作。

第二节　前列腺癌

一、概述

前列腺癌是男性生殖系统常见的恶性肿瘤，病因尚未完全明确，相关危险因素包括年龄、种族、地理因素、家族史、高饱和脂肪酸饮食、使用类固醇激素及接触金属镉等。前列腺癌在欧美各国发病率高，在亚非各国发病比例较低。我国前列腺癌的发病率比欧美国家低，但近年国外和我国的发病率均有上升的趋势。前列腺癌的发病率和病死率与年龄呈正相关。尸检发现，前列腺癌患者中，50 岁以下的占 10%，80 岁以下的占 70%，患者年龄每增加 10 岁，发病率增加 2 倍。在已明确诊断的前列腺癌患者中，95% 的人年龄在 45 ~ 89 岁，中位年龄是 72 岁，但目前的临床资料显示前列腺癌患者正趋向年轻化。前列腺癌的发生可能与遗传、激素水平和雄激素受体有关。

二、局部解剖和转移途径

前列腺为一纤维肌肉腺体器官，形状类似一个倒立栗子，位于耻骨联合的后方，分为底部、体部和颈部。底部朝上，与膀胱颈和精囊紧密相连，颈部向下，止于泌尿生殖膈，体部在底部和颈部之间。前借耻骨前列腺韧带与耻骨相连，后借腹膜会阴筋膜紧贴直肠前壁。肿瘤可直接向这些部位蔓延。体部后面中央有一纵行浅沟，称为前列腺中央沟，将前列腺分为左右两叶。直肠指检时可扪及前列腺中央沟。淋巴引流主要引流至闭孔、骶前、髂内及髂外淋巴结，再到髂总动脉及腹主动脉旁淋巴结。除淋巴系统转移外，常可发生血行转移至全身骨骼，多见于骨盆、腰椎、股骨及肋骨。也可转移到肺、肝和肾等。

三、临床表现

前列腺癌的病情发展较缓慢，早期可能无症状，当肿瘤增大，压迫到邻近的组织和器官以后，可有相应的症状，最多见类似前列腺肥大的症状如尿频、排尿困难、尿流变细等，并且进行性加重，一旦出现上述症状，则病变多属晚期。局部浸润者有疼痛，常为腰痛或背痛。有转移者，根据转移的组织器官特点产生相对应的症状。前列腺癌侵及直肠时可有直肠刺激症状或排便困难，盆腔或腹膜后淋巴结转移压迫可影响下肢静脉及淋巴回流致下肢肿胀，骨转移可引起骨痛，甚至引起病理性骨折。

四、病理类型及病理分级

前列腺癌以腺癌最多，约占95%，其中60%～80%为雄激素依赖型，对内分泌治疗有良好的反应。少数为鳞癌和移行细胞癌。前列腺癌有多种组织病理学分级标准，格利森（Gleason）评分系统考虑到前列腺癌的组织结构异质性，并与预后密切相关，被公认为最佳的分级方法。其评分越高，肿瘤恶性度越高，预后越差。Gleason评分为7～10分时，肿瘤为非激素依赖型的概率较大。

五、诊断

直肠指检是诊断前列腺癌的首要步骤。检查时要注意前列腺的大小、形状、硬度、有无不规则结节、边界和扩展范围及精囊情况。

病理检查是最可靠的诊断依据。活体组织检查方法：①从会阴部做针吸活检；②通过直肠做针吸活检；③经会阴做切取活检；④浅表淋巴结活检。

实验室检查包括酸性磷酸酶及碱性磷酸酶的测定及前列腺特异性抗原（PSA）检测。实验室检查可作为病理分类、早期诊断及临床观察疗效的依据。

经直肠B超检查可作为初步筛选诊断方法。CT及MRI检查有助于前列腺癌的分期，放射性核素骨扫描及X射线检查有助于骨转移的诊断。此外，具有临床意义的还有尿液细胞学检查、前列腺液细胞学检查及膀胱镜检等。

六、分期

前列腺癌的TNM分期如下。

（一）T

T_x：原发肿瘤无法评价。

T_0：无原发肿瘤证据。

T_1：T_{1a}——组织学检查偶然发现的肿瘤，占切除前列腺组织的5%以内。

T_{1b}——组织学检查偶然发现的肿瘤，占切除前列腺组织的5%以上。

T_{1c}——组织学活检证实的不易发现的一侧或两侧的肿瘤。

T_2：T_{2a}——肿瘤累及前列腺一叶的1/2以内。

T_{2b}——肿瘤累及范围大于前列腺一叶的1/2，但仅累及前列腺一叶。

T_{2c}——肿瘤累及前列腺两叶，局限于前列腺。

T_3：T_{3a}——包膜外浸润（单侧或者双侧）。

T_{3b}——肿瘤侵及精囊（单侧或者双侧）。

T_4：肿瘤侵犯精囊以外的邻近组织（包括膀胱、外括约肌、直肠、肛提肌、骨盆壁等）或与之紧密固定。

（二）N

N_x：区域淋巴结无法评估。

N_0：无区域淋巴结转移。

N_1：区域淋巴结转移。

（三）M

M_x：远处转移无法评估。

M_0：无远处转移。

M_1：M_{1a}——非区域淋巴结转移。

M_{1b}——骨转移。

M_{1c}：其他部位转移，伴或不伴骨转移。

七、前列腺癌危险度分组及治疗方案

前列腺癌治疗前根据肿瘤分期、血清PSA浓度、Gleason评分进行危险度分析，判断肿瘤的预后，以确定治疗方案。

（一）前列腺癌危险度分组

低危组：$T_{1\sim2}$，PSA < 10 ng/ml，Gleason评分为2～6分。

中危组：$T_{2b\sim2c}$，PSA10～20 ng/ml，Gleason评分为7分。

高危组：T_{3a}，PSA > 20 ng/ml，Gleason评分为8～10分。

局部晚期组（极高危）：$T_{3b\sim4}$，任意N、M。

晚期（转移性）：任意 T、N，M_1。

（二）治疗方案

1. 低危组

预期生存≤ 10 年：观望或放疗（3D–CRT、IMRT 或近距离放疗）。

预期生存＞ 10 年：观望或放疗（3D–CRT、IMRT 或近距离放疗），或根治性前列腺切除术 ± 盆腔淋巴结清扫（淋巴结转移概率≥ 7%）。

2. 中危组

预期生存＜ 10 年：观望或放疗（3D–CRT、IMRT ± 近距离放疗）± 盆腔淋巴结清扫（淋巴结转移概率≥ 7%），或根治性前列腺切除术 + 盆腔淋巴结清扫（淋巴结转移概率≥ 7%）。

预期生存≥ 10 年：根治性前列腺切除术 + 盆腔淋巴结清扫（淋巴结转移概率≥ 7%），或放疗（3D–CRT ± 近距离放疗）± 盆腔淋巴结清扫（淋巴结转移概率≥ 7%）。

3. 高危组

内分泌治疗（至少 2 年）+ 放疗（3D–CRT）（Ⅰ类），或放疗（3D–CRT）± 同期短期内分泌治疗（选择具有单一高危因素的患者），或根治性前列腺切除术（小体积、非固定前列腺）+ 盆腔淋巴结清扫。

4. 局部晚期组（极高危）

$T_{3b\sim4}$：放疗（3D–CRT、IMRT）+ 雄激素剥夺治疗（Ⅰ类），或雄激素剥夺治疗。

任意 N、M：雄激素剥夺治疗，或放疗（3D–CRT、IMRT）+ 雄激素剥夺治疗。

5. 晚期（转移性）

任意 T、N，M_1：雄激素剥夺治疗。

八、前列腺癌外放疗

前列腺癌患者的放疗具有疗效好、适应证广、并发症少等优点，适用于各期患者。早期患者（$T_{1\sim2}N_0M_0$）行根治性放疗，其局部控制率和 10 年无病生存率与前列腺癌根治术相似。局部晚期前列腺癌（$T_{3\sim4}N_0M_0$）治疗原则以辅助性放疗和内分泌治疗为主。转移性癌可行姑息性放疗以减轻症状，提高生活质量。近年，3D–CRT 和 IMRT 等技术逐渐应用于前列腺癌治疗并成为放疗的主流技术。根据 TNM 分期、Gleason 评分、血清 PSA 水平、年龄、放疗方式、照射靶区大小及剂量不同，其副作用、疗效等也各不相同。

（一）前列腺癌常规外放疗

治疗体位为仰卧或俯卧位，体模固定。

根治性放疗照射范围应包括前列腺和肿瘤所侵及的区域，如盆腔淋巴结、髂内外淋巴结及骶前淋巴结，即照射盆腔淋巴结区，包括前列腺区。若精囊周边组织受侵及淋巴结转移，则需全骨盆照射。腹主动脉旁淋巴结有转移或可疑转移时，应将之包括在内，即腹主动脉周围淋巴结区。盆腔前、后靶区上界为第 5 腰椎与第 1 骶椎之间，下界为坐骨结节下缘，侧缘为小骨盆外 1.5 ~ 2.0 cm。两侧靶区的上下界与 AP/PA 相同，前界在耻骨联合后外，后界在股骨头后 1 ~ 2 cm，包括直肠前壁。腹主动脉周围淋巴结区可在盆腔靶区之上另设一照射靶区，如加速器照射靶区足够大，盆腔靶区与腹主动脉周围淋巴结区可联为一个靶区，上界在第 12 胸椎与第 1 腰椎之间。常规分割照射每周 5 次，每次剂量为 1.8 ~ 2.0 Gy，总量为 45 Gy。超分割照射每天照射 2 次，每次剂量 1.15 ~ 1.30 Gy。

盆腔照射完成后缩小靶区照射前列腺补量。前列腺癌定位应在模拟机下进行。在膀胱和直肠内放入福莱导尿管，气囊内注入 5 ml 泛影葡胺，以显示膀胱及直肠。前列腺照射区依前列腺大小而定，一般为（8 cm × 10 cm）~（10 cm × 10 cm），射野上界位于福莱导尿管的球囊上 2 cm，包括约 30% 的膀胱，下界均为坐骨结节下缘。侧野前界包括直肠前壁后 6 ~ 10 mm，但需避开直肠后壁。可利用合金铅板保护直肠、肛门括约肌、小肠、膀胱、尿道。当前列腺癌局部照射剂量分别为 55 Gy 以下、55 ~ 60 Gy、60 ~ 65 Gy、65 ~ 70 Gy 和 70 Gy 以上，其复发率依次为 48%、36%、21%、11% 和 10%。随着照射剂量的递增，局部复发率明显降低，常规照射时，总量不超过 70 Gy。

（二）3D-CRT 及 IMRT

1. 治疗体位

可采用仰卧位或俯卧位进行治疗。研究表明，仰卧位时内部器官的运动幅度显著小于俯卧位，不大于 5 mm，能显著改善小肠、直肠、膀胱的受照射剂量，因此，前列腺癌患者的治疗体位宜选择仰卧位。

2. CT 模拟扫描的准备工作

扫描前 1 小时嘱患者排空膀胱，以清晰显示前列腺及精囊腺邻近的直肠。

3. 靶区定义

靶区勾画最好采用 MRI 和 CT 融合技术，单用 CT 图像时，由于软组织辨别能力不足，将会导致前列腺的勾画体积偏大 30% ~ 40%。

（1）GTV

肿瘤的临床病灶，包括转移的淋巴结及其他的转移病灶。

（2）CTV

靶区定义为前列腺及精囊腺 ± 盆腔淋巴结。①低、中危组：CTV 为整个前列腺。②高危组：CTV 为前列腺及精囊。③盆腔淋巴结：对于淋巴结转移可能性≥ 15%，或者 $T_{2c\sim4}$ 期并且 Gleason 评分≥ 6 的局限性前列腺癌患者，CTV 包括盆腔淋巴结。

（3）PTV

PTV 为前列腺的 CTV 外扩 10 mm，邻近直肠的后方外扩 5 ~ 6 mm。包括精囊腺的 CTV，其 PTV 应在 CTV 外扩 15 mm。

正常组织的勾画如下。①直肠：坐骨结节至其上方 11 cm 或至空虚状态下的乙状结肠弯曲，包括直肠壁及直肠腔。②膀胱：CT 检查所见膀胱范围，包括膀胱壁及膀胱腔。③股骨头：CT 检查所见股骨头范围。④盆腔小肠：扫描范围内靶区水平及靶区以上 5 层小肠体积，包括小肠壁及小肠腔。

4. 分割方式、照射剂量

放疗总剂量是影响前列腺癌放疗疗效的重要因素。

按照国际辐射单位与测量委员会（ICRU）的相关规定，剂量参照点应选择 PTV 的中心，或在照射靶区的中心轴上，至少 95% 的 PTV 能受到处方剂量照射。前列腺癌的 IMRT 剂量取决于患者的危险系数。低危者前列腺接受剂量为 73 ~ 79 Gy 的照射，中危者和高危者前列腺和精囊需接受剂量为 76 ~ 80 Gy 的照射，高危者盆腔淋巴结还需剂量为 54 ~ 56 Gy 的照射。

（三）不同分期前列腺癌外放疗的疗效

1. 局限性前列腺癌的放疗

低危（$T_{1\sim2}$, Gleason 评分为 2 ~ 6 分, PSA ＜ 10 ng/ml）局限性前列腺癌的放疗疗效与根治性前列腺切除术相似；中危（$T_{2b\sim2c}$，Gleason 评分为 7 分，PSA 为 10 ~ 20 ng/ml）患者提高照射剂量可提高无生化复发生存率；高危（$T_{3b\sim4}$, Gleason 评分为 8 ~ 10 分, PSA ＞ 20 ng/ml）患者提高照射剂量的同时应用辅助性内分泌治疗可提高疗效。

2. 局部晚期前列腺癌的放疗

局部晚期（$T_{3b\sim4}$，任意 N、M）前列腺癌放疗常与内分泌治疗联合应用，多采用新辅助内分泌治疗或辅助内分泌治疗。外照射联合内分泌治疗能明显提高肿瘤控制率和生存率。根治性术后切缘阳性者辅助体外放疗，局部肿瘤控制率可在 90% ~ 100%。

3. 姑息性放疗

（1）骨转移放疗

前列腺癌骨转移行放疗，对缓解疼痛十分有效。放疗可采用不同的分割方式，如每次 30 Gy，共 10 次，照射 2 周；每次 40 ~ 50 Gy，共 20 ~ 25 次，照射 4 ~ 5 周；每次 15 Gy，共 3 次，照射 1 周等。骨转移放疗后，80% ~ 90% 的患者可获得较持久的止痛效果，70% 的患者缓解期会在 3 个月以上，而且保持满意的生存质量。当骨转移广泛发生在肋骨、肩胛骨、颈胸椎及颅骨时，可采取前、后野上半身放疗，一般为单次 6 ~ 8 Gy 治疗。当骨转移累及腰椎、骨盆及下肢时，可行下半身放疗，剂量与上半身放疗相同。半身放疗可以产生与局部放疗同样的效果，70% 的患者可获得部分疼痛缓解，30% 的患者可获得完全缓解。

（2）前列腺癌盆腔扩散或淋巴结转移放疗

前列腺癌盆腔扩散或淋巴结转移可导致盆腔疼痛、便秘、下肢肿胀、输尿管堵塞或肾积水等。转移性肿块放疗可以减轻压迫症状，提高生存质量，争取延长生命。

（3）年龄较大、梗阻症状明显不适合做切除者放疗

为缓解症状，这类患者可做前列腺局部放疗。照射野只包括前列腺及肿瘤侵及区域，四野或前、后野两野照射，剂量为 45 Gy。

（四）前列腺癌外放疗的并发症及预防

1. 泌尿系统并发症

尿道狭窄、膀胱瘘、出血性膀胱炎、血尿、尿失禁等。

2. 消化系统并发症

暂时性肠炎、直肠炎引起的腹泻、腹部绞痛、直肠不适和直肠出血、小肠梗阻等，需要手术治疗的严重乙状结肠和小肠损伤、会阴部脓肿。肛门狭窄或慢性直肠出血的发生率低于 1%。

3. 放射性急性皮肤并发症

红斑、皮肤干燥和脱屑，主要发生于会阴和臀部的皮肤皱褶处。

4. 其他并发症

耻骨和软组织坏死，下肢、阴囊或阴茎水肿等，发生率均低于 1%。放疗后性功能障碍发生率低于根治性手术患者。

放疗并发症因单次剂量和总剂量、放疗方案和照射体积的不同而异。

九、前列腺癌近距离治疗

近距离治疗包括腔内照射、组织间照射等，是将放射源密封后直接放入被治疗的组织内或放入人体的天然腔内进行照射。前列腺癌近距离治疗包括短暂插植治疗和永久粒子种植治疗。后者即放射性粒子的组织间种植治疗，这种方法较为常用，其目的在于通过 3D-TPS 的准确定位，将放射性粒子植入到前列腺内，提高前列腺的局部剂量，而减少直肠和膀胱的放射剂量。

永久粒子种植治疗常用碘 -125（^{125}I）和钯 -103（^{103}Pd），半衰期分别为 60 天和 17 天。短暂插植治疗常用铱 -192（^{192}Ir），半衰期为 74 天。

十、肿瘤组织放射效应及预后

自觉症状多在放疗第 2 周开始减轻，第 3 周明显好转。大部分肿块在 2 ~ 18 个月消退，平均为 6.5 个月。Ra 报道在治疗 6 个月后 90% 肿块有缩小，也有不少患者在放疗结束时即有缩小。放疗后针吸活检宜在 1 年后进行（此时转阴率高）。

肿瘤分期、血清 PSA 水平和肿瘤组织学分级是前列腺癌最重要的预后因素。单纯放疗后 T_1 期肿瘤的 5 年、10 年和 15 年生存率分别为 90%、70% 和 65%；T_2 期肿瘤的 5 年、10 年和 15 年生存率分别为 87%、65% 和 50%。$T_{1\sim2}$ 期肿瘤治疗前血清 PSA 水平≤ 4 ng/ml、4 ~ 10 ng/ml、10 ~ 20 ng/ml 和＞ 20 ng/ml 患者的 5 年复发率分别为 9.2%、38%、42% 和 75%，常规放疗前 PSA ＞ 10 ng/ml 的患者生化复发率在 50% 以上。Zelefsy 等对 432 例接受放疗的 $T_{1\sim3}$ 期前列腺癌患者进行分析，发现 T 分期、PSA、Gleason 评分为独立预后因素，预后良好组、预后一般组和预后不良组的 4 年无生化复发率分别为 87%、48% 和 23%；实际解剖复发率则分别为 1%、10% 和 26%。另外，内分泌治疗抗拒的肿瘤患者的平均生存期只有 6 ~ 10 个月。

第三节　外阴癌

一、概论

外阴癌发病率较低，约占女性生殖系统恶性肿瘤的 4%，占女性所有恶性肿瘤的 0.6%。尽管外阴位置浅表，但很多患者就诊时原发病变已扩散至阴道、尿道、肛门，甚至局部腹股沟淋巴结转移也不少见。

外阴癌的病因至今未明，可能与下列因素有关：①人乳头状瘤病毒（HPV）感染，尤其是高危型，如 HPV-16、HPV-18 型；②外阴的慢性疾病，如外阴慢性炎症、慢性溃疡、外阴瘙痒症等；③外阴上皮内非瘤样病变（VIN），如外阴硬化性苔藓和鳞状上皮非典型性增生；④单纯疱疹病毒（HSV）Ⅱ型感染；⑤人类免疫缺陷病毒（HIV）感染或有免疫抑制剂治疗史；⑥既往有宫颈或阴道癌病史；⑦糖尿病；⑧吸烟；⑨高血压；⑩其他因素，如肥胖、慢性肉芽肿病或梅毒感染。

二、解剖结构

女性外阴部位于两股内侧，前面是阴阜，后面为肛门，在此范围内有大阴唇、小阴唇、阴蒂、前庭、尿道口、处女膜、前庭大腺及尿道旁腺。会阴是指盆膈以下封闭骨盆下口的全部软组织，呈菱形，境界与骨盆下口一致，通过两侧坐骨结节的连线，可将会阴分为前方的泌尿生殖区和后方的肛区。

三、病理

（一）组织学分类

鳞状细胞癌是最常见的类型，占外阴恶性肿瘤的 80% 以上，其次是恶性黑色素瘤，再次为外阴佩吉特病（Paget disease）和基底细胞癌。原发巴氏腺腺体的癌变很少见，组织学为腺癌。巴氏腺腺管也可发生癌变，既可能是鳞癌，又可以是罕见的移行细胞癌。

（二）转移途径

外阴癌直接浸润、淋巴转移较常见，血行转移多发生在晚期。

1. 直接浸润

癌灶常原发于阴唇、阴蒂及阴蒂系带、会阴，并直接沿皮肤、黏膜向内侵及阴道和尿道，晚期可累及肛门、直肠和膀胱。

2. 淋巴转移

外阴淋巴管丰富，两侧交通形成淋巴网，因此外阴癌的转移以淋巴转移为主，癌灶多向同侧淋巴结转移。一般是首先转移到腹股沟浅淋巴结，再经 Cloquet 淋巴结（所有外阴淋巴引流均要通过的深腹股沟淋巴结近心端一较大的淋巴结）到盆腔淋巴结，如闭孔、髂内、髂外、髂总淋巴结等，最后转移至腹主动脉旁淋巴结。且由于外阴的淋巴引流丰富，有大量的吻合支，对侧淋巴转移也很常见。累及阴蒂和会阴的病灶可以向两侧侵犯，并可绕过腹股沟浅淋巴结直接至腹股沟深淋巴结。若病灶直接侵犯尿道、阴道、直肠、膀胱，则可直接进入盆腔淋巴结。

3. 血行转移

晚期可经血行转移，常见的转移部位为肺和骨。

四、临床特点

（一）症状

主要有不易治愈的外阴瘙痒、刺痛等症状；可见外阴不同形态的肿物，如外生型、结节型、溃疡型，大多位于外阴上半部的阴唇和侧位组织，会阴和阴蒂处肿瘤虽少见，但原发灶易于识别；原发灶向邻近的组织和器官直接浸润扩展，经常被侵犯的器官是尿道口、肛门和阴道，晚期排尿及排便受影响，并可出现阴道不规则流血及血性液体。

（二）体征

癌灶早期体征局部表现为丘疹、结节或小溃疡，逐渐可呈不规则肿块，可呈红色、粉色或白色，伴或不伴破溃的疣状肿瘤，表面不平。若肿瘤已转移到腹股沟淋巴结，则可扪及一侧或双侧腹股沟淋巴结增大，质地硬且固定。

五、诊断

诊断应包括：病史，症状和体征，活组织病理检查，子宫颈涂片检查，阴道镜检查，阴道和子宫颈、盆腔和腹股沟 CT，常规的血液学、生化检查，胸部 X 线检查，必要时可行膀胱镜或直肠镜检查。

六、分期

外阴癌分期通常采用国际妇产科联盟（FIGO）的分期标准，如表 5–3 所示。

表 5–3　外阴癌的分期

FIGO 分期	肿瘤累及范围
Ⅰ期	肿瘤局限于外阴
Ⅰ A 期	肿瘤直径≤ 2 cm，且间质浸润≤ 1 mm[a]
Ⅰ B 期	肿瘤直径＞ 2 cm，且间质浸润＞ 1 mm[a]
Ⅱ期	任何大小的肿瘤侵及尿道、阴道和肛门下 1/3，且无淋巴结转移
Ⅲ期	任何大小的肿瘤侵及邻近的会阴结构的上部，或存在任何数目非溃疡性淋巴结累及
Ⅲ A 期	任何大小的肿瘤侵及尿道、阴道、膀胱黏膜、直肠黏膜上 2/3 或区域淋巴结转移≤ 5 mm
Ⅲ B 期	区域[b]淋巴结转移＞ 5 mm
Ⅲ C 期	区域[b]淋巴结转移且扩散到淋巴结包膜外
Ⅳ期	任何大小的肿瘤，伴骨转移、溃疡性淋巴结转移或远处转移
Ⅳ A 期	盆腔骨转移或区域[b]溃疡性淋巴结转移
Ⅳ B 期	远处转移

a. 浸润深度指肿瘤从邻近最表浅真皮乳头的皮肤 – 间质结合处至浸润的最深点。b. 区域淋巴结指腹股沟 – 股淋巴结。

七、治疗

（一）综合治疗原则

外阴癌的治疗是以手术治疗为主的综合治疗。

对于较早期的病变，包括原位癌、佩吉特病或仅有轻微转移的病例，可进行局部化疗、冷冻手术或局部手术切除等治疗手段。对于Ⅰ期和Ⅱ期的病例，标准的治疗方式是根治性外阴切除 + 腹股沟淋巴结切除术。局部晚期病变侵犯至中线结构如阴蒂、肛门括约肌、尿道口等部位，术前放疗可提高手术切除肿瘤的可能性，同时可缩小根治手术的范围，以减轻术后并发症。目前，根据肿瘤的大小、部位、浸润深度、病理类型、患者年龄、一般状况和是否有淋巴管间隙受侵，外阴癌的手术方式趋于个体化，且强调尽可能保留器官。因此，放疗在外阴癌的治疗中越来越受到重视，并常常同期使用可增敏放疗的化疗药物。

术后放疗适用于：①临床和病理均提示有阳性淋巴结；②淋巴结外侵犯；③手术切缘与肿瘤组织距离＜ 8 mm；④毛细淋巴管受侵。术后盆腔和腹股沟区的放疗对于那些已经发生腹股沟转移的患者可明显延长无病生存期。放疗通常在术后 2 周左右，手术切口愈合后即可开始。

（二）体外放疗技术

放疗的靶区为外阴原发病灶和局部淋巴引流区，淋巴引流区包括双侧腹股沟淋巴引流区和盆腔淋巴引流区。

1. 外阴原发病灶

体位：患者通常取仰卧位，蛙式腿，双膝分离，双脚相触的体位，以使腹股沟折叠处伸展平坦，并在定位和治疗时使用真空垫，保持体位良好的一致性。

射线选择：采用 6 ~ 8 MV 高能 X 射线或 6 ~ 12 MeVβ 射线，根据肿瘤大小和浸润深度选择射线能量。

照射靶区：垂直照射原发灶，照射范围包括外阴肿瘤及周围 1 ~ 2 cm 正常组织，尽量避开肛门，或从耻骨联合向外阴切线照射。

会阴照射方法：转动治疗床至 90° ，与治疗机机架中线垂直。按医嘱向臀部方向转动机架角，升降治疗床，对准源皮距，调整靶区与体表标记重叠。

剂量：根据治疗目的确定放疗剂量。术前放疗先用高能 X 射线照，剂量为 40 ~ 45 Gy，共 4 周，休息 2 ~ 3 周行手术治疗。若为根治性放疗，则改用 β 射线局部加量至 60 ~ 70 Gy。术后放疗剂量视术前有无放疗及已给予的放疗剂量而定，因残存肿瘤多较表浅，依肿瘤大小和深度可采用不同能量 β 射线。

2. 腹股沟淋巴引流区域

照射靶区以腹股沟韧带为中轴，上下界平行该韧带，内界为耻骨结节，与原发病灶靶区间隔 1 cm，外侧界应包括髂前上棘，照射靶区亦应包括全部的手术瘢痕。可根据 CT 图像来确定腹股沟区肿瘤深度，从而指导射线能量的选择和处方剂量的制定。射线选择以 ^{60}Co γ 射线最为合适，或 6 ~ 8 MV 高能 X 射线和 6 ~ 12 MeV β 射线的混合射线为宜，使腹股沟表面和深部的淋巴结都能达到足够的剂量，使剂量在 60 ~ 70 Gy，照射 6 ~ 7 周（X 射线和电子线剂量比为 1∶1）。淋巴清扫术后尽量不再采用放疗，否则会导致下肢脉管回流障碍严重。必要时针对局部，缩小照射靶区，剂量为 40 ~ 45 Gy，照射 4 ~ 5 周。

3. 盆腔淋巴引流区域

盆腔淋巴结阴性，外照射靶区上界必须包括髂外淋巴结；盆腔淋巴结阳性，则必须包括所有髂淋巴结引流区，甚至下段腹主动脉旁淋巴结。盆腔靶区两侧界应包括真骨盆外 2 cm 的距离。盆腔总剂量为 40 ~ 45 Gy，共照射 4 ~ 5 周，局部转移灶剂量应加至 60 Gy。

（三）随访

放疗后 2 ~ 3 周就可进行定期随访，一般 2 ~ 3 年必须密切随访患者，每 3 ~ 4 个月随访 1 次，以后每半年随访一次，直至治疗后 5 年。5 年后可每年随访 1 次。

随访检查的内容包括相关的病史和体格检查、阴道残端或阴道穹隆涂片的细胞学检查、盆腹腔 CT，以及胸部 CT 检查等。

（四）并发症

急性并发症包括放疗区域皮肤黏膜的放射性炎症，晚期并发症包括腹股沟软组织坏死和股骨头或股骨颈坏死或骨折，后者的发生率与骨吸收剂量超过 50 Gy 有关。

第四节　阴道癌

一、概述

原发性阴道癌较少见，仅占女性生殖系统肿瘤的 1% ~ 3%。阴道癌的病因不明，致病因素有：① HPV 感染；②高龄，2/3 的患者为 60 岁以上的老年人；③盆腔放疗史；④长期刺激或损伤；⑤吸烟。

二、解剖结构

阴道是连接外阴和宫颈的肌性管道，其穿过泌尿生殖膈、盆膈以及肛提肌的下缘。由于宫颈延伸至阴道上段前壁，因此阴道前壁短于后壁，阴道上段与宫颈相连处形成阴道穹隆。阴道仅后上部覆盖有腹膜，邻近盆腔、小肠、直肠和会阴体；前方紧邻尿道和膀胱；两侧与输尿管、肛提肌和尿道括约肌相邻。

三、病理与转移途径

阴道癌中，85% ~ 90% 为鳞癌，5% ~ 10% 为腺癌，其余还有黑色素瘤和肉瘤等。

阴道癌多发生于阴道后壁的上 2/3，肿瘤的部位决定了淋巴结转移的位置：阴道上部的淋巴管主要经过宫颈淋巴管引流至盆腔淋巴结，阴道下部的淋巴管主要引流至腹股沟淋巴结，阴道前壁淋巴结通常引流到盆腔深部淋巴结，包括髂内和子宫旁淋巴结。

四、临床表现

（一）症状

50% ~ 75% 的阴道癌患者表现为无痛性阴道出血或阴道排液，出血常是绝经后出血或性交后出血。尿道邻近阴道，晚期阴道前壁肿瘤可引起尿频和膀胱不适症状，后壁的肿瘤压迫直肠可出现里急后重或便秘症状。

（二）体征

妇科检查可发现阴道壁肿物，肿块呈菜花状，可伴有感染、出血，或可见病变阴道壁变硬，呈结节、糜烂、溃疡和出血，累及盆腔时局部有压痛。

五、诊断

根据病史、症状、体征及对阴道壁肿物进行活组织病理检查可确诊。其他检查包括胸部 X 线、腹盆腔 CT 或 MRI 检查，以及全血细胞和生化检查，必要时可行膀胱镜和直肠镜检查，明确肿瘤转移的范围。

六、分期

阴道癌 TNM 分期如下。

（一）T

T_x：原发肿瘤无法评价。

T_0：无原发肿瘤证据。

T_1：T_{1a}——肿瘤≤ 2 cm，局限于阴道。

T_{1b}——肿瘤＞ 2 cm，局限于阴道。

T_2：T_{2a}——肿瘤侵犯阴道旁组织，未侵及盆壁，大小≤ 2 cm。

T_{2b}——肿瘤侵犯阴道旁组织，未侵及盆壁，大小＞ 2 cm。

T_3：肿瘤侵犯盆壁，和 / 或侵犯远端 1/3 阴道，和 / 或引起肾盂积水或者无功能肾。

T_4：肿瘤侵犯膀胱或者直肠黏膜，和 / 或超出了真性骨盆。

（二）N

N_x：区域淋巴结无法评估。

N_0：无区域淋巴结转移。

$N_{0(i+)}$：区域淋巴结中孤立的肿瘤细胞群≤ 0.2 mm。

N_1：盆腔和腹股沟淋巴结转移。

（三）M

M_0：无远处转移。

M_1：有远处转移。

（四）临床分期

阴道癌的临床分期见表 5–4。

表 5–4　外阴癌的临床分期

分期	T	N	M
Ⅰ A 期	T_{1a}	N_0	M_0
Ⅰ B 期	T_{1b}	N_0	M_0
Ⅱ A 期	T_{2a}	N_0	M_0
Ⅱ B 期	T_{2b}	N_0	M_0
Ⅲ期	$T_{1\sim3}$	N_1	M_0
	T_3	N_0	M_0
Ⅳ A 期	T_4	任意 N	M_0
Ⅳ B 期	任意 T	任意 N	M_1

七、治疗

（一）综合治疗原则

阴道癌常采用放疗和手术治疗，应根据分期、病灶大小、部位及与周围正常器官的关系制订个体化治疗方案。阴道上段病变可参考宫颈癌治疗原则，阴道下段病变可参考外阴癌治疗原则。由于根治性手术治疗往往必须进行尿路改道术以保证足够的安全边界，同时阴道癌患者大多为年龄较大的妇女，大多无法耐受根治性手术，因此，目前仅高度选择性的Ⅰ期及原发肿块位于阴道上段的阴道癌患者可单纯使用手术治疗。放疗不仅能够最大限度地控制阴道癌，还能保持器官的完整性，提高患者的生活质量，因此是阴道癌最常用的治疗手段。外照射和近距离治疗是阴道癌放疗计划的主要组成部分。

（二）放疗

阴道上段病变放疗参考宫颈癌（第五节），阴道下段病变放疗参考外阴癌（第三节）。

第五节　宫颈癌

一、概述

在世界范围内，宫颈癌已成为女性恶性肿瘤中第二大常见肿瘤，也高居女性癌症死因的第三位。在发展中国家则更为常见，而且往往发现时已属晚期。

侵袭性宫颈癌目前被认为是性传播疾病，HPV 感染是主要的致病因素，70% 的宫颈癌与 HPV–16 和 HPV–18 两种亚型的感染有关，目前针对这两型病毒的疫苗已经在临床试验中显示出良好的预防病毒持续感染和细胞学异常的作用。其他与发病相关的危险因素有：

吸烟、性行为活跃、早育多产和免疫抑制等。HIV 相关的免疫抑制与 HPV 感染风险升高相关，但 HIV 与宫颈癌进展的相关关系并不明确。

放疗是宫颈癌有效的局部治疗手段，放疗包括腔内放疗和体外照射两部分，两者的合理配合是宫颈癌放疗成功的关键。近年来，外照射和近距离治疗技术的进步，以及放疗和化疗的联合治疗，使宫颈癌治疗的疗效有了进一步的提高。

二、解剖结构

子宫是肌性的空腔器官，外观呈梨形，上部较宽，为子宫体，下部狭窄，呈圆柱状，称子宫颈，部分伸入阴道内。宫颈外口柱状上皮与鳞状上皮交界处是宫颈癌的好发部位。子宫位于骨盆腔中央，前方为膀胱，宫颈和阴道前壁与膀胱底部相邻。直肠位于子宫后方，宫颈和阴道后壁与直肠紧贴。阴道上端包绕宫颈，下端止于阴道口，环绕宫颈周围部分形成阴道穹隆。

三、病理

（一）癌前病变

子宫颈鳞状上皮内病变是与子宫颈浸润性癌密切相关的一组癌前病变，它反映了宫颈癌发生发展的连续过程。子宫颈鳞状上皮内病变分为 3 级：Ⅰ级即轻度不典型增生；Ⅱ级即中度不典型增生；Ⅲ级即重度不典型增生和原位癌。3 级发展到宫颈癌的概率分别为 15%、30% 和 45%。

（二）大体分型

镜下极早期及早期浸润性鳞状细胞癌直接观察常无明显异常，或类似子宫颈柱状上皮异位，随着病情进展可分为以下 4 种类型。

1. 外生型

最常见的类型，癌灶向外生长呈乳头状或菜花状，组织脆，触之易出血。肿瘤体积较大，常累及阴道。

2. 内生型

癌灶向子宫颈深部组织浸润，子宫颈表面光滑或仅有轻度糜烂，子宫颈扩张、肥大、变硬，呈桶状，常累及宫旁组织。

3. 溃疡型

上述两种癌组织继续发展合并感染坏死，脱落后形成溃疡或空洞，似火山口状。

4. 颈管型

指癌灶发生于子宫颈管内，常侵入子宫颈管及子宫峡部供血层或转移至盆腔淋巴结。

（三）组织学类型

1. 鳞状细胞癌

占 80%，包括疣状鳞癌、乳头状鳞癌、淋巴上皮瘤样癌等。

2. 腺癌

占比接近 15%，包括乳头状腺癌、子宫内膜样腺癌、透明细胞癌和浆液性乳头状腺癌等。

3. 腺鳞癌

占 5%，癌组织中含有腺癌和鳞癌两种成分。一般来说，腺鳞癌和腺癌的治疗方式基本同鳞癌，也有报道认为，腺癌尤其是分化较低的腺癌有更高的复发率和死亡率。

4. 其他

还有不到 1% 的宫颈癌由其他组织学亚型构成，包括小细胞或神经内分泌肿瘤、淋巴瘤、肉瘤和黑色素瘤等。小细胞或神经内分泌肿瘤即使被早期诊断，也容易发生远处转移，预后很差。

（四）转移途径

直接浸润、淋巴转移较常见，血行转移较少见且多发生在晚期。

1. 直接浸润

宫颈癌可向邻近组织和器官直接蔓延，侵犯阴道，两侧宫旁组织、韧带和盆腔，累及宫腔甚至穿透子宫壁向腹腔扩散，或向前侵犯膀胱，向后侵犯直肠。

2. 淋巴转移

子宫体及底部淋巴引流沿韧带入腹股沟淋巴结及腹主动脉淋巴结，子宫颈与阴道上段淋巴引流基本相同，大部分汇入闭孔淋巴结和髂内淋巴结，部分汇入髂外淋巴结或骶前淋巴结。淋巴转移是宫颈癌最重要和最多见的转移途径，早期即可发生淋巴管内扩散：一级组包括子宫颈及宫旁淋巴结、宫颈旁或输尿管旁淋巴结、闭孔淋巴结、髂内及髂外淋巴结；二级组包括髂总淋巴结，腹股沟浅、深淋巴结，腹主动脉旁淋巴结；晚期甚至可以转移到锁骨上及全身其他淋巴结。

3. 血行转移

血行转移常见的转移部位为肺、骨和肝。

四、临床表现

早期的宫颈癌多无明显的症状和体征，或仅有类似宫颈炎的表现，颈管型因子宫颈外观正常，易被漏诊或误诊。最常见的临床症状为阴道出血、阴道分泌物增多和疼痛。

（一）阴道出血

肿瘤侵及间质内的血管时可引起出血，早期多为接触性出血，晚期为不规则阴道出血。年轻患者可表现为经期延长，经量增多；老年患者则表现为绝经后阴道不规则出血。一般外生型肿瘤出血较早、量多，内生型则出血较晚。

（二）阴道分泌物增多

初期由于肿瘤刺激子宫颈，导致腺体分泌功能亢进，产生黏液性或者浆液性白带。随着病情的进展，肿瘤组织坏死脱落及继发感染，白带变浑浊，呈米汤样或血性。如分泌物伴有恶臭，则提示有肿瘤坏死。

（三）压迫症状

疼痛是最常见的压迫症状，主要是由盆腔神经受到肿瘤浸润或压迫所致。如肿瘤压迫或侵犯输尿管引起肾盂积水，可有腰酸、腰痛；肿瘤压迫盆腔血管和淋巴管造成循环障碍，可引起下肢和外阴水肿；肿瘤向前压迫或侵犯膀胱，可引起尿频、血尿、排尿困难；肿瘤向后压迫或侵犯直肠，可引起里急后重、便血或排便困难等症状。

（四）转移症状

盆腔以外的淋巴结转移以腹主动脉旁及锁骨上淋巴结最常见。肺转移可引起咳嗽、胸痛等症状，骨转移可引起骨痛症状，其他部位的转移也会引起相应的症状。

（五）全身症状

早期可无明显的全身症状，晚期可出现贫血、恶病质等全身衰竭症状。

五、诊断

根据病史、症状、体征和宫颈活组织检查可以确诊，确诊后根据具体情况选择胸部 X 线、CT、腹盆腔 CT、MRI 检查，以及静脉肾盂造影、膀胱镜检查、直肠镜检查，必要时还要做膀胱、直肠活检和 PET/CT 检查等明确肿瘤侵犯的情况，以明确分期。

其他相关的检查包括鳞状上皮细胞癌抗原（SCCA）、CEA 等检测，可作为宫颈癌预测预后及治疗后随诊的检测指标。

六、分期

宫颈癌的 TNM 分期如下。

（一）T

T_x：原发肿瘤无法评价。

T_0：无原发肿瘤证据。

T_1：T_{1a}——镜下可见浸润性癌，浸润深度≤ 5 mm，宽度≤ 7 mm，肿瘤局限于子宫颈，脉管内瘤栓不影响分期。

T_{1a1}——浸润深度≤ 3 mm，宽度≤ 7 mm。

T_{1a2}——3 mm ＜浸润深度≤ 5 mm，宽度≤ 7 mm。

T_{1b}——临床可见的局限于子宫颈的肿瘤；或者镜下可见的、超出 T_{1a} 范围的。

T_{1b1}——临床可见的，病变大小≤ 4 cm。

T_{1b2}——临床可见的，病变大小＞ 4 cm。

T_2：T_{2a}——肿瘤侵犯超出子宫颈，但未达到骨盆壁，或者阴道下 1/3，无宫旁浸润。

T_{2a1}——临床可见，病变最大径≤ 4 cm。

T_{2a2}——临床可见，病变最大径＞ 4 cm。

T_{2b}——肿瘤侵犯超出子宫颈，但未达到骨盆壁，或者阴道下 1/3，有宫旁浸润。

T_3：T_{3a}——肿瘤侵及阴道下 1/3，但未侵及骨盆壁。

T_{3b}——肿瘤侵及骨盆壁，和 / 或引起肾积水或无功能肾。

T_4：肿瘤侵犯超出骨盆，侵及膀胱或直肠黏膜（不包括泡状水肿）。

（二）N

N_x：区域淋巴结无法评估。

N_0：无区域淋巴结转移。

$N_{0(i+)}$：区域淋巴结中孤立的肿瘤细胞群≤ 0.2 mm。

N_1：有区域淋巴结转移。

（三）M

M_0：无远处转移。

M_1：有远处转移（包括腹腔内播散，锁骨上、纵隔或远处淋巴结，肺、肝、骨转移）。

（四）临床分期

宫颈癌临床分期见表 5–5。

表 5–5　宫颈癌临床分期

分期	T	N	M
Ⅰ A1 期	T_{1a1}	任意 N	M_0
Ⅰ A2 期	T_{1a2}	任意 N	M_0
Ⅰ B1 期	T_{1b1}	任意 N	M_0
Ⅰ B2 期	T_{1b2}	任意 N	M_0
Ⅱ A1 期	T_{2a1}	任意 N	M_0
Ⅱ A2 期	T_{2a2}	任意 N	M_0

续表

分期	T	N	M
Ⅱ B 期	T_{2b}	任意 N	M_0
Ⅲ A 期	T_{3a}	任意 N	M_0
Ⅲ B 期	T_{3b}	任意 N	M_0
Ⅳ A 期	T_4	任意 N	M_0
Ⅳ B 期	任意 T	任意 N	M_1

七、治疗

（一）综合治疗总原则

Ⅰ A 期：首选手术治疗。

Ⅰ B1 ~ Ⅱ A 期：可选择手术或放疗，是否辅以化疗应参照化疗指征。

Ⅱ期以上：应给予以放疗为主的综合治疗。

（二）放疗

1. 放疗原则

（1）禁忌证

骨髓抑制，外周血白细胞总数≤ 3.0×10^9/L，血小板≤ 70×10^9/L 者；急性或亚急性盆腔炎症未获控制者；肿瘤范围广泛，有恶病质或有尿毒症者；急性肝炎、精神病发作期间；严重心血管疾病未获控制者。

（2）根治性放疗

Ⅲ A 期及之前分期的患者和部分盆腔器官浸润少的Ⅳ A 期宫颈癌患者，均可接受根治性放疗，但主要应用于Ⅰ期以上中晚期患者及早期但不能耐受手术者。Ⅰ A1 期患者，腔内放疗即可。Ⅰ A2 ~Ⅳ A 期患者必须腔内放疗配合盆腔体外照射。宫颈癌根治性放疗的常用方案：外照射盆腔大靶区照射，1 次 / 天，1.8 ~ 2.0 Gy/ 次，剂量达到 30 Gy 后改为盆腔四靶区照射，1.8 ~ 2.0 Gy/ 次，每周 4 次，总吸收剂量 45 ~ 50 Gy。盆腔四靶区照射的同时，每周加腔内放疗一次，腔内放疗当天不行体外照射，外照射结束后，每周进行 2 次腔内照射，整个疗程应在 6 ~ 8 周完成。

（3）术前放疗

用于Ⅰ B2 ~ Ⅱ A 期肿瘤较大的患者，主要采用近距离放疗，根据肿瘤情况选择使用腔内照射或组织间照射。术前放疗的适应证有：①外生型宫颈癌，体积较大者；②宫颈癌浸润阴道上段较明显者；③内生型宫颈癌，子宫颈管明显增粗者。

（4）术后放疗

术后放疗被用于补充手术的不足，其适应证有：①术后病理报告阴道残端见癌细胞者或阴道切除长度不足者；②术后病理证实盆腔淋巴结或腹主动脉旁淋巴结有转移者，应给予盆腔淋巴结区域或腹主动脉旁淋巴结区域外照射；③手术时因各种原因未行盆腔淋巴结清扫者，术后应给予盆腔淋巴结区域外照射；④有高危因素者（病理分化差、肿瘤浸润深肌层、宫旁组织见肿瘤浸润及血管、淋巴管有癌栓），术后应行盆腔外照射。

（5）姑息性放疗

对晚期宫颈癌患者，可行腔内放疗或体外照射，达到缩小肿瘤、止血、止痛、延长生存期的目的。

2. 体外放疗

体外放疗主要针对盆腔转移区，其照射有效范围包括宫旁组织（子宫旁、子宫颈旁及阴道旁组织）、盆腔淋巴结区域、盆壁组织以及有转移的腹主动脉旁淋巴结。

（1）照射体位及固定

患者取俯卧位或仰卧位，双手高举过头，使用体部固定架或真空袋固定，可将臀部垫高 30°，使小肠受照射量减少。

（2）放射源

采用直线加速器产生的高能 X 射线或 ^{60}Co 治疗机进行治疗，浅表部位可采用β射线照射。

（3）照射靶区设置

①常规全盆腔前后照射靶区：上界为第 4 ~ 5 腰椎水平，下界为闭孔下缘，两侧外界在真骨盆（弓状缘）外 2 cm，并辅以低熔点铅或多叶光栅遮挡。

②常规全盆腔侧面照射靶区：上界为第 4 ~ 5 腰椎水平，下界为闭孔下缘，前界为耻骨联合前缘，后界为尾骨尖前 1.5 cm，并辅以低熔点铅或多叶光栅遮挡。

③盆腔四靶区照射：设腹部和臀部各两个长方形垂直照射靶区，也称宫旁靶区。通常与腔内照射相配合同时进行，使宫旁组织得到充分照射，而保护膀胱、直肠区免受放射损伤，一般每周腔内照射的当天不进行四靶区照射。按我国妇女的骨盆宽度，一般采用 15 cm × 8 cm 大小的照射靶区，上下界同上述，目前常加上骶前照射，包括骶前淋巴引流区。

④腹主动脉旁靶区：上缘为第 12 胸椎下缘，下界为第 4 腰椎下缘，野宽 8 ~ 9 cm，以椎体前缘为中心层面，并辅以低熔点铅或多叶光栅遮挡。

⑤包腹股沟盆腔靶区：上界为第 4 ~ 5 腰椎水平，下界为坐骨结节下缘下 1.5 cm，外界为髋臼外缘外 1.5 cm，并辅以低熔点铅或多叶光栅遮挡；侧野前界为耻骨联合前缘前 1.5 cm，后界为尾骨尖前 1.5 cm。

（4）IMRT

IMRT 是先进的精确放疗技术，宫颈癌的 IMRT 正在应用和发展中。

① CT 模拟定位：

患者采用仰卧位或俯卧位，真空袋或体模固定，定位时膀胱适当充盈，并用阴道内标记。扫描层厚 3 ~ 5 mm，扫描范围从第 3 腰椎到耻骨联合下 5 cm。

②靶区定义（ICRU50–62）：

GTV：肉眼或影像学所见肿瘤范围。GTVcx：子宫颈肿物；GTVnd：盆腔淋巴结。

CTV：GTV+ 亚临床病灶，一般包括上 1/2 阴道、子宫颈、子宫、宫旁、骶前区域和盆腔淋巴引流区。CTVcx：宫颈区域；CTVnd：盆腔淋巴结。

ITV：CTV+ 器官移动范围，ITV=CTV+0.5 cm。ITVcx：子宫颈区域；ITVnd：盆腔淋巴结。

PTV：CTV+ 误差，PTV=ITV+（1.0 ~ 1.5）cm。同时必须勾画小肠、膀胱、直肠、股骨头、脊髓等正常组织。

（5）剂量及分割方式

重要的参考点：*A* 点指子宫颈外口上方 2 cm，中轴旁开 2 cm，称宫旁三角区，是宫颈癌向宫旁组织浸润的必经之途；*B* 点位于 *A* 点外侧 3 cm，相当于闭孔淋巴结所在部位，是宫颈癌淋巴转移的第一站（如图 5–1）。

B 点剂量为 1.8 ~ 2.0 Gy/ 次，每周 5 次。单纯盆腔大靶区照射时总剂量为 45 ~ 50 Gy，共 5 周。如果配合近距离照射，其剂量应根据计划安排。一般盆腔大靶区照射 25 ~ 30 Gy，3 周后，改为盆腔四野照射，挡去子宫和阴道、膀胱和直肠，*B* 点剂量加至 45 ~ 50 Gy。术后放疗手术切缘阳性或根治性放疗盆腔转移淋巴结较大，可盆腔照射后局部加量至 55 ~ 60 Gy，加量最好使用 3D–CRT 或 IMRT。全程体外 IMRT 仍需与腔内放疗相结合，使 *A* 点剂量在 70 ~ 75 Gy。

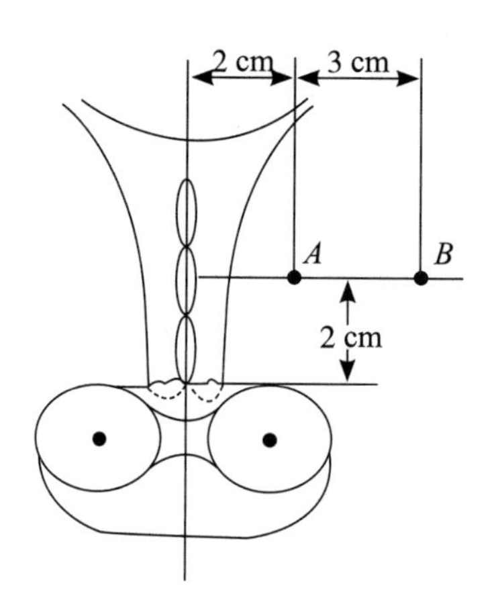

图 5–1　*A*、*B* 点位置

3. 近距离放疗

（1）近距离放疗照射的范围

一般针对 *A* 点以内的范围治疗，包括子宫颈、子宫体、宫旁三角区和阴道上段。

（2）放射源

自 1903 年起，镭作为宫颈癌腔内放疗的放射源使用了半个多世纪，现已被 ^{60}Co、^{192}Ir、^{137}Cs 等新型放射源所取代，目前临床应用最多的是 ^{192}Ir 高剂量率后装的放射源。

（3）施源器

包括子宫腔施源器、阴道施源器、针状施源器。施源器的理想放置、放射源的合理排列形成临床所需要的各种放射剂量分布，是影响疗效的关键。

后装治疗机配套的子宫腔施源器一般是直径 4.5 ~ 7.0 mm 的金属管，有直管和弯管两种，以适应子宫腔的形态。子宫腔放射源可呈线性或非线性步进或摆动，形成正梨形、倒梨形、柱形和梭形等不同形状及大小的各种剂量分布曲线。阴道施源器也称作穹隆施源器，放射源在施源器内自动直立 90°，形成剂量分布较均匀的椭圆形剂量曲线。子宫腔施源器和阴道施源器联合使用，可组成宫颈癌放疗需要的较理想的多种扁梨形剂量曲线。针状施源器为直径 2 mm 的薄壁、中空金属管，管头呈针尖状，用于组织间插植。

（4）后装放疗技术

后装腔内放疗技术发展历史较短，至今还没有像传统的腔内放疗那样形成斯德哥尔摩、巴黎系统等被人们所公认的宫颈癌腔内治疗方法。目前比较统一的治疗方法如下。

①腔内放疗：高剂量率后装放疗方法为每周 1 ~ 2 次，子宫腔和阴道可同时或分别进行，阴道和子宫腔剂量比为（1.0 ~ 1.5）∶1，每次 *A* 点剂量为 5 ~ 7 Gy，*A* 点每周剂量一般在 10 Gy 以内。整个腔内放疗过程中 *A* 点的总剂量为 70 Gy 左右，中剂量率腔内治疗时应增加剂量。

②术前放疗：行阴道、子宫腔内置管放疗或子宫颈组织间插植放疗，总量 20 ~ 30 Gy。

③术后放疗：a. 阴道切除长度不足 2 cm，补充阴道腔内放疗，*A* 点（源外 2 cm）参考剂量为 30 Gy，共 5 次；b. 宫颈癌根治术后，病理报告残端见肿瘤者，补充阴道腔内放疗，*A* 点剂量为 35 ~ 45Gy，共 6 ~ 7 次。

具体操作如下：a. 患者取截石位，外阴备皮，常规消毒、铺巾；b. 根据肿瘤情况分别于子宫腔和穹隆内置入相应的施源器并固定；c. 置管结束后拍摄 X 线片或 CT 定位片；d. 根据 X 线片或 CT 定位片制订放疗计划，按照腔内放疗剂量学的要求，处方剂量区域必须覆盖 *A* 点，或在 CT 上勾画肿瘤靶区，剂量分布区域应覆盖整个肿瘤靶区范围；e. 将施源器与主机相连，按计划进行治疗。

④组织间照射：由针状施源器直接插入组织或肿瘤间进行放疗，操作必须在麻醉下进行，适用于病灶清楚、插植部位无感染、不影响重要器官的肿瘤。对于子宫颈大菜花状肿瘤，可于术前或常规放疗前予以子宫颈肿瘤插植放疗，以缩小肿瘤体积，利于手术和常规放疗的顺利进行。靶区范围应尽可能包括肿瘤四周边缘，如肿瘤体积过大，可分次分割照射，治疗深度由肿瘤表面至子宫颈外口。剂量为每次 8 ~ 10 Gy，每周 1 次，一般 1 ~ 3 次 / 例。

⑤图像引导的三维近距离治疗：目前，以三维影像（CT、MRI）为基础设计治疗计划的宫颈癌腔内放疗开始应用于临床。在施源器置入后进行断层影像扫描，在三维影像上勾画肿瘤靶区和 OAR，以三维影像为基础设计治疗计划，可进行靶体积和 OAR 的剂量优化，从根本上改变了过去妇科近距离后装治疗的剂量学观念，不再以点剂量为参考和分析指标。

4. 靶区勾画与剂量计算

靶区勾画：肿瘤靶区 GTV 分为诊断 GTV 和治疗 GTV。诊断 GTV 指治疗前诊断时由临床检查和影像学资料所见到的肿瘤范围；治疗 GTV 是指每次近距离治疗前检查所见到的 GTV。高危 CTV（HR–CTV）：即高肿瘤负荷区，包括全部子宫颈和近距离治疗前认定的肿瘤扩展区。中危 CTV（IR–CTV）：在每次近距离治疗时描述，表示明显的显微镜下肿瘤区，是包绕 HR–CTV 的 5 ~ 10 mm 的安全边缘区。低危 CTV（LR–CTV）：指可能的显微镜下肿瘤播散区，可用手术或外照射处理，在近距离治疗时不作具体描述。

剂量计算：按 2 Gy 分次放射生物等效剂量（EQD2）来分别计算外照射和近距离治疗时 HR–CTV 的剂量，然后相加得出总剂量，建议总剂量≥ 87 Gy。

放射性直肠炎和膀胱炎是宫颈癌放疗最常见的并发症，直肠 2 cm^3 体积的实际物理剂量≥ 75 Gy EQD2 时，1 ~ 2 级放射性直肠炎的发生率将明显增加；膀胱 2 cm^3 体积的实际物理剂量＞ 100 Gy EQD2 时，1 ~ 2 级放射性膀胱炎的发生率将明显增加（均以 $\alpha/\beta=3$ 来计算）。

（三）化疗

化疗主要适用于：①Ⅱ B ~ Ⅲ B 期宫颈癌，肿瘤巨大者；②伴有宫旁团块浸润或病理Ⅲ级以上者；③Ⅳ期宫颈癌有远处转移者；④放疗或手术后复发或转移者。常用的一线化疗药物有顺铂、卡铂、5–Fu、紫杉醇、拓扑替康等，多药联合化疗可提高疗效。可根据患者具体情况进行选择。

1. 同步放化疗

尽量选择同步放化疗，盆腔外照射期间给予顺铂 30 ~ 40 mg/m^2，每周 1 次（不超过 6 次）。

2. 与放疗序贯进行

放疗前化疗 2 ~ 3 疗程（期间可同时行腔内放疗），然后全量放疗，放疗结束后化疗 2 疗程。

3. 辅助化疗

在根治性手术、淋巴结阴性的患者中做不做辅助化疗并不影响局部复发率，但对淋巴结阳性、手术切缘阳性和宫旁浸润的患者，放疗同步和放疗后行化疗可明显提高生存率。

八、放疗的并发症

宫颈癌放疗引起的并发症以直肠、膀胱并发症最为多见，其发生与阴道狭小、腔内放射源位置不当、子宫前倾或后倾、放射剂量过高等因素有关。

（一）早期并发症

常发生在放疗期间或放疗结束后 3 个月内。

1. 盆腔感染

宫颈癌病灶部位常合并盆腔感染，在放疗期间因免疫力下降可加重，也有因腔内治疗时无菌操作不严格引起感染者。应积极控制炎症，减少因炎症引起的放疗疗效的降低。

2. 阴道炎与外阴炎

照射野范围内的外阴和阴道容易发生放射性炎症，表现为局部皮肤黏膜的充血、水肿、疼痛，甚至溃疡形成。应加强阴道冲洗，保持局部清洁、干燥，保护创面，促进愈合。

3. 肠道反应

由内外照射引起的小肠、结肠和直肠反应发病率较高，占并发症的 50% ~ 70%，主要表现为里急后重、大便次数增多、排黏液血便等。直肠镜检查可见肠黏膜充血、水肿。应减少对肠道的刺激，吃含渣量少的食物及清洁饮食，避免便秘，预防肠道感染。

4. 全身反应

主要表现为食欲缺乏、恶心、呕吐及白细胞总数下降等，以对症支持治疗为主。

（二）晚期并发症

多在治疗后 3 个月至 2 年发生，少数在 2 年后发生。

1. 肠道的改变

小肠的放射损伤使肠管纤维化，可引起肠粘连、溃疡、狭窄甚至梗阻；乙状结肠及直肠损伤主要表现为里急后重、肛门坠痛、黏液便甚至血便；直肠镜检可见肠黏膜充血、水肿、溃疡甚至形成瘘。肠道的放射损伤很难治疗，主要为对症处理，重在预防。

2. 泌尿系统的改变

膀胱的放射耐受量较高，因此放射损伤的发生率较低，一般表现为尿频、尿急、血尿甚至排尿困难。膀胱镜检可见膀胱黏膜充血、水肿、弹性减弱或消失，有时可形成溃疡。治疗主要是预防感染、止血、膀胱冲洗等对症处理，出血严重的需要膀胱镜下电灼止血。输尿管也可出现纤维化，导致不同程度的尿路梗阻，进而出现不同程度的肾盂积水和输尿管积水。

3. 生殖器官的改变

主要表现为阴道壁弹性消失、阴道变窄、子宫颈及宫体萎缩变小。子宫颈管引流不畅时可引起宫腔积液，合并感染则可造成宫腔积脓。卵巢受照射后功能丧失的患者可出现绝经期症状，病情稳定后根据患者情况可进行激素替代治疗。

九、随访

（一）随访间隔

第 1 年，每 1 ~ 2 个月 1 次；第 2 ~ 3 年，每 3 个月 1 次；第 3 年后，每 6 个月 1 次；第 5 年后，每年 1 次。

（二）随访内容

主要内容为了解症状，进行体检，包括肿瘤标志物检测、影像学检查及阴道细胞学检查。

每次随访询问症状、进行体检；每 3 ~ 6 个月检测肿瘤标志物；每 6 个月行子宫颈或阴道细胞学检查；每 6 ~ 12 个月复查胸片、腹部 B 超 1 次；有条件者每年复查盆腹 CT、MRI 1 次，直至第 5 年；有条件者可选择行 HPV 检查，每年一次。

参考文献

[1] 常建民 . 女性外阴疾病 [M]. 北京：中国科学技术出版社，2017.

[2] 陈辉，崔岩 . 睾丸肿瘤 [M]. 北京：科学出版社，2021.

[3] 陈品佳，师鑫鹏，罗晓勇 . 放射治疗对局部晚期口咽癌临床疗效及预后分析 [J]. 首都食品与医药，2018，25（20）：16–17.

[4] 韩思圆 . 磁共振成像在前列腺癌检出和诊断方面的应用价值探究 [D]. 北京：北京协和医学院，2021.

[5] 李成文，刘畅 . 肿瘤分子标志物在膀胱癌诊断中的研究进展 [J]. 癌症进展，2021，19（23）：2387–2389，2431.

[6] 李一鸣，邱红 . 晚期胆道系统恶性肿瘤的化疗及靶向治疗药物进展 [J]. 临床外科杂志，2020，28（8）：793–797.

[7] 李宗晏 . 靶向光动力治疗抑制胰腺癌及激活抗肿瘤免疫反应的作用研究 [D]. 广州：广州医科大学，2021.

[8] 梁江涛，冯琪，许远帆，等 .PET/MR 影像组学和代谢参数在评价鼻咽癌分期中的价值研究 [J]. 临床放射学杂志，2022，41（3）：420–425.

[9] 凌小婷，黄晓欣，林仲秋 .《FIGO2021 癌症报告》——阴道癌诊治指南解读 [J]. 中国实用妇科与产科杂志，2022，38（4）：443–446.

[10] 刘晓亮 . 宫颈癌区域淋巴结转移调强放疗的疗效与预后研究 [D]. 北京：北京协和医学院，2021.

[11] 马瑞兰 . 临床肿瘤放射治疗 [M]. 北京：中国纺织出版社，2018.

[12] 木亚林 . 肿瘤学基础与临床诊疗 [M]. 开封：河南大学出版社，2020.

[13] 宁文娟 . 中晚期下咽癌不同治疗模式的预后分析 [D]. 北京：北京协和医学院，2020.

[14] 乔柱 . 临床肿瘤放射与诊疗 [M]. 北京：科学技术文献出版社，2018.

[15] 尚伟，郑家伟 . 口腔及口咽癌新版 TNM 分期与 NCCN 诊治指南部分解读 [J]. 中国口腔颌面外科杂志，2018，16（6）：533–546.

[16] 孙丕云 . 不同放射治疗方式治疗局部晚期鼻咽癌的临床观察及预后分析 [D]. 南宁：广西医科大学，2019.

[17] 吴开良 . 临床肿瘤放射治疗学 [M]. 上海：复旦大学出版社，2017.

[18] 夏术阶，王翔，徐东亮 . 肾肿瘤与肾囊肿 [M]. 北京：中国医药科技出版社，2021.

[19] 杨庭松 . 胃癌治疗进展研究 [M]. 上海：同济大学出版社，2017.

[20] 袁锦辉 .IGRT 在肿瘤放射治疗中的应用体会 [J]. 医学信息，2016，29（28）：292–293

[21] 张磊 . 头颈外科常见疾病的诊疗 [M]. 南昌：江西科学技术出版社，2019.

[22] 张文静 . 说说肿瘤的放射治疗 [J]. 家庭医学，2021（8）：22.

[23] 中华人民共和国国家卫生健康委员会医政医管局 . 原发性肝癌诊疗指南（2022 年版）[J]. 中华肝脏病杂志，2022，30（4）：367–388.

[24] 周凯，梁乐平，王延辉 . 下咽癌患者的临床特征及其与预后的关系 [J]. 癌症进展，2020，18（21）：2235–2237.